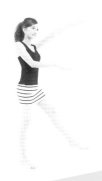

就是爱漂亮！

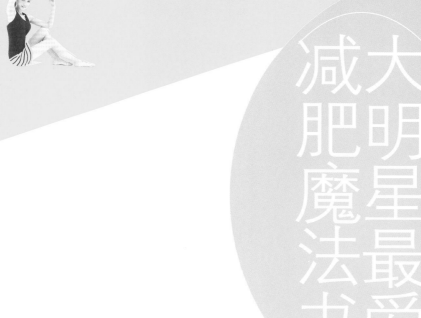

减肥魔法书

大明星最爱

曹 静 编著

成都时代出版社

U0309240

CONTENTS

目录

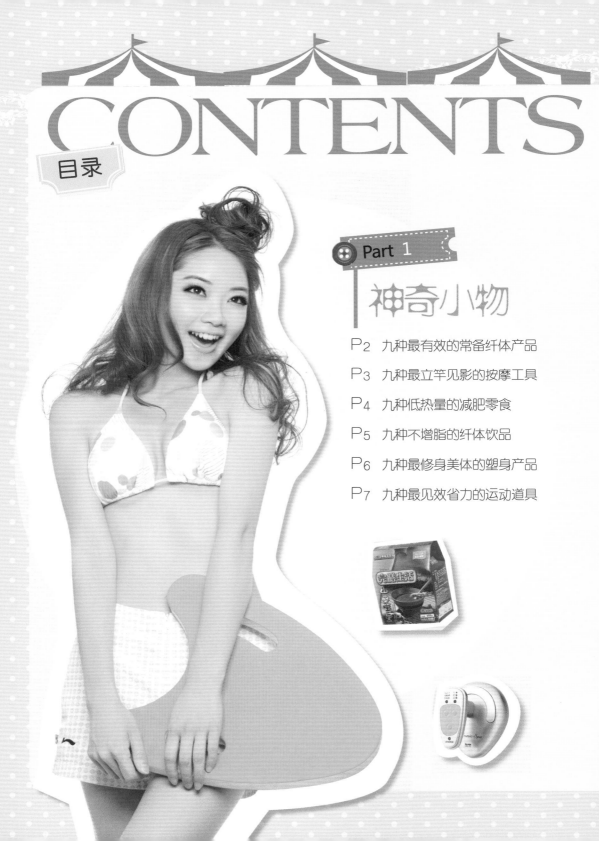

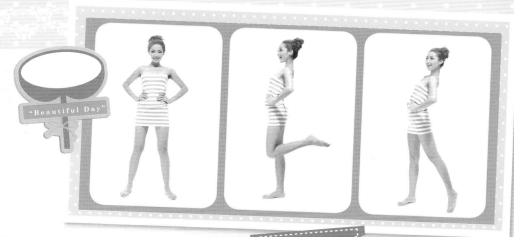

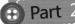
"Beautiful Day"

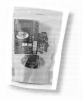
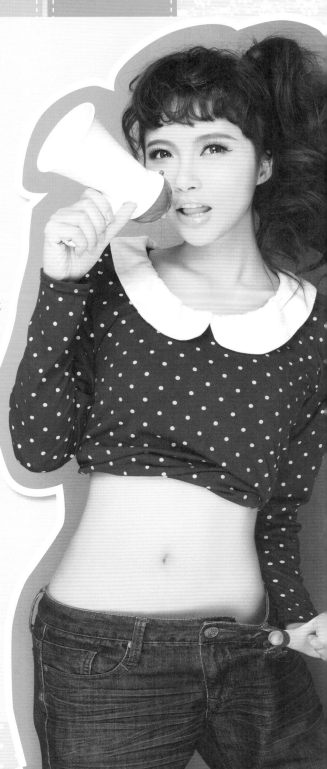

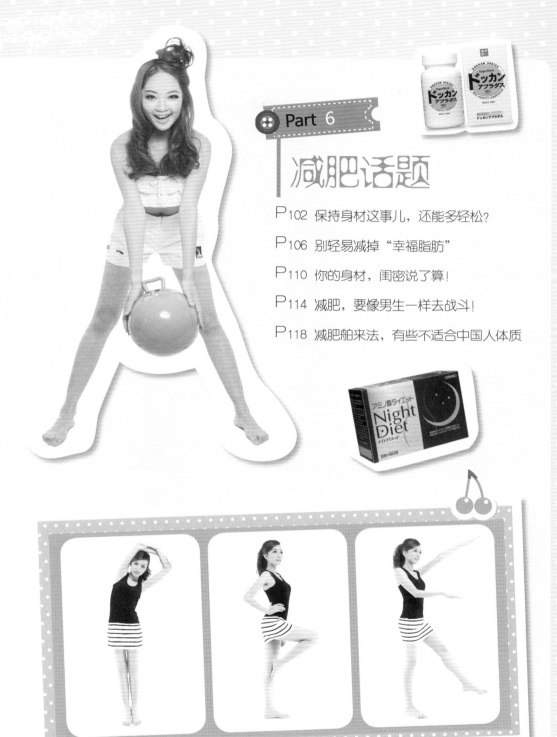

PART 1

神奇小物

在时间有限的前提下，减肥小工具绝对是你减肥最好的帮手。

针对懒于做运动的胖妞、宅女，有趣的健身小工具能消除运动锻炼的乏味。

化解顽固赘肉和可恶的脂肪，

塑身产品+推脂工具，绝对能帮你事半功倍地完成减肥计划。

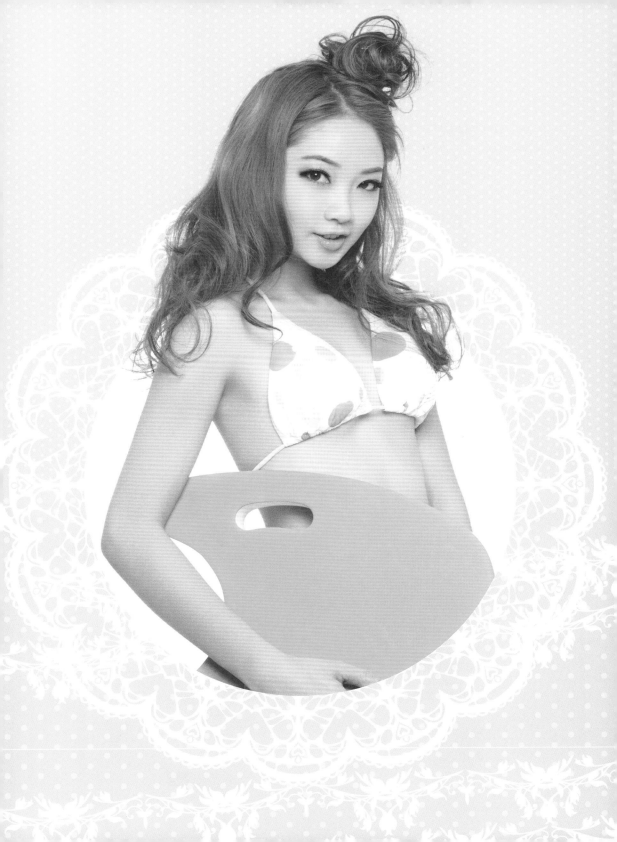

九种最有效的常备纤体产品

最热门、最具口碑的纤体产品热报中

保持身材需要使用纤体产品，这些产品可以配合运动和饮食上的调整，让你的皮肤在减肥之后不松弛，让发胖部位不产生橘皮组织，让保持身材变得更简单。

PDC Shape Queen小脸皇后火山熔岩洗颜粉

热感促进脸部循环

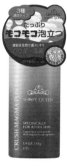

3种效果的颗粒能有效去除脸部污垢和油脂。咖啡因成分能紧致肌肤，产生小脸效果。

Miso Pretty牡丹清竹俏致霜

气味清新消除脸部水肿

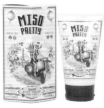

竹子萃取物能有效防水肿。此款俏致霜可在睡眠或醒来时使用，使脸部肌肤紧致光滑、清新滋润。

Shills空气感BB美腿曲线雪泡

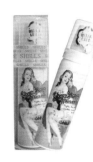

绵密雪泡缓解腿部肿胀

添加掌状褐藻精华、常春藤萃取液和角鲨烯胶原蛋白等，能收紧腿部赘肉、嫩白肤色。

Baviphat薄荷热辣瘦身贴

舒缓腿部浮肿

含清凉薄荷和薰衣草油，贴在腿部4~8小时，能舒缓腿部疲劳、缓解浮肿、收紧腿部皮肤。

Soap & Glory Sit Tight坐着瘦身体紧致纤体霜

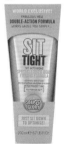

咖啡因成分能有效分解脂肪、紧致肌肤、消除水肿，对脂肪堆积导致的下半身肥胖尤其有效。

坐着就能分解脂肪

Bison佰松美膝娃娃紧实按摩霜

多种紧实成分紧致双腿肌肤，沐浴后涂抹在腿部赘肉处按摩吸收，兼具美白效果。

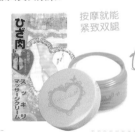

按摩就能紧致双腿

Shills意大利死海盐下半身热感紧绷胶

热感效果，紧致皮肤

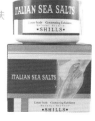

死海盐精华可有效消除水肿，涂抹在水肿处，15分钟即可收获紧致光滑肤质，并能排汗、排毒。

TONYMOLY完美曲线瘦身沐浴露

洗澡就能收获完美身型

咖啡因和生姜成分能缓解疲劳、紧致肌肤，适合长期减肥计划使用，可有效保持身材曲线。

黑龙堂蜜桃香氛美腿霜

可以当美体乳用的美腿霜，能紧致肌肤、预防皲裂、消除橘皮组织。

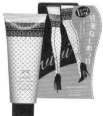

滋润舒压成就俏丽双腿

九种最立竿见影的按摩工具

最受热捧、销量最好的按摩工具热报中

仅靠双手怎么能瓦解顽固的赘肉和脂肪？你必须准备几个好用奏效的按摩工具，配合瘦身产品一起使用，让瘦身梦想加速达成！

ACETINO美容美体按摩器

每晚使用电压瘦脸

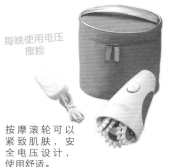

按摩滚轮可以紧致肌肤，安全电压设计，使用舒适。

Slim Sonic SPA超声波瘦身器

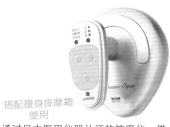

搭配瘦身按摩霜使用

通过日本医用仪器认证的按摩仪，借助超声波刺激体脂分解，搭配瘦身霜按摩效果更好。

Bliss Slimulator纤腿按摩器

橡胶与脂肪团摩擦以加强脂肪流通。能活动大腿脂肪凝液，用于按摩大腿，消除脂肪团。

洗澡后按摩使用

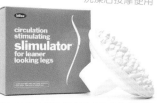

Relax –Time水滴心形按摩器

水滴形按摩头触感舒适，可配合沐浴露或按摩油使用，加强按摩力道，推动深层肌肉。

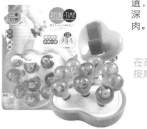

在蒸汽间按摩使用

Earth Therapeutics去角质瘦身沐浴手套

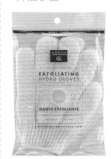

经过专业梭织而成的沐浴手套，能去除肌肤角质及橘皮组织，刺激血液循环，适合秋冬使用。

与沐浴露配合使用

花生造型按摩棒

花生造型利于拿捏，可用于按摩全身穴位，还可当肩枕纾解肩颈的劳累。

可枕、可按压的两用按摩工具

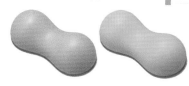

促循环方便泡足鞋

将促循环的花草或泡剂放进鞋内并冲进热水，即可浴足发汗，底部按摩层还能刺激足底穴位。

睡前助眠

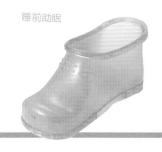

可调节凸点瘦腿按摩袜

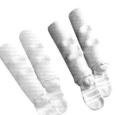

穿上走路就等于按摩

袜子内的滚珠可以调节到适合位置。

穿上后可以按摩到腿部酸胀劳累处，亦可按摩穴位消除水肿。

Blulu手臂小腿两用电动按摩套

看书休闲时可穿戴的按摩套

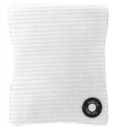

聚酯纤维质地，套在脚底或小腿处，可调节按摩力道，能放松肌肉，消除水肿。

九种低热量的减肥零食

最美味、最具人气的减肥零食热报中

要兼顾理想身材不一定就得牺牲零食爱好。有这样一些零食专为减肥人士研制，它们含极低的热量或者完全不含热量，也不含不利减肥的反式脂肪，不会造成身体负担，爱上它们并不等于招惹赘肉。

Be+减肥白面包

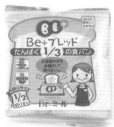

只含米粉、面粉、海藻糖、酵母，既能有效补充热能，又能控制血糖上升。

适合节食减肥者代餐

Kasugai春日井低热量牛奶糖果

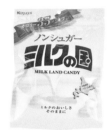

适合低血糖节食减肥者

低热量配方，方便减肥者解馋，不会增加负担。

Meiji明治VAAM 低热量纤体果冻

运动后补充或者当零食食用

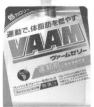

17种氨基酸均衡配方，不使用砂糖，一袋果冻只有108焦耳热量。

SOYJOY大豆水果代餐营养棒

含丰富的大豆蛋白质、卵磷脂、水果纤维，每支仅520焦耳热量，帮助减肥者抵制饥饿感。

饥饿时垫饥食用

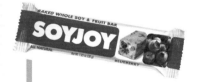

Odwalla Bar营养代餐棒

含坚果颗粒及巧克力，富含维生素E等营养成分，减肥时食用可以充饥并补充体力。

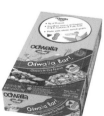

饥饿时垫饥食用

LOTTE乐天无糖蔬菜饼干

减肥者可随时食用

含小麦、西红柿、胡萝卜等多种蔬菜精华的健康蔬菜饼干，多吃也不会发胖。

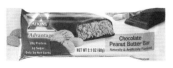

Ocean Spray Craisins 蔓越莓果干

减肥者可随时食用

蔓越莓富含丰富维生素C及单宁酸，可帮助减肥者疏通血管、净化血液，是健康的减肥食品。

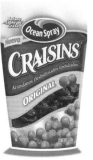

Atkins高阶Advantage 减肥代餐营养棒

饥饿或运动前食用

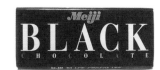

便于减肥者充饥，感觉运动无力时可补充体力和能量。

Meiji明治黑巧克力

含丰富的多源苯酚复合物，保护人体动脉血管的健康和强韧，有助燃烧脂肪。

减肥者的休闲零食

九种不增脂的纤体饮品

减肥之苦让人常常忍不住想犒赏一下肠胃，又担心自己敞开吃喝就坏了全盘计划！甜味饮料中也有减肥不增脂的选择，它们一定会成为你饭后、午后、休闲娱乐时的减肥饮品。

Meiji明治巧克力蛋白质纤体冲剂

将纤体冲剂和低脂鲜奶混合饮用，有助于减肥者增加蛋白质的摄入量，巧克力味能有效安慰味蕾。

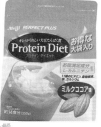

可当早、午、晚餐搭配食用

酷儿低热量寒天饮料

随时随地补充必要糖分

含纤体成分和微量元素，还具有一定的饱腹效果，为低血糖减肥者提供糖分和水果营养。

菱和园柿叶茶

闲暇休闲绝佳饮品

含有维生素C、单宁、胆碱、黄酮等对减肥有用的物质，能利尿通便、消肿减肥、美容祛斑。

森活健康完膳生活山药黑豆滋养茶

山药益气补肾，黑豆养阴补血，能帮助肝脏保持健康，减肥也可保持充足活力。

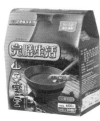

可当做健康早餐和夜宵

Fine Metabo Coffee纤咖啡

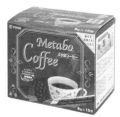

办公室的精力咖啡

不含代糖及植脂末，不抑制食欲，选用巴西优质咖啡豆，适合减肥人士饮用。

AGF Blendy牛奶咖啡

下午茶最优选择

只有一般牛奶咖啡的一半热量，适合久坐不运动的上班族及减肥人士饮用。

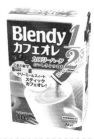

Suntory零热量CC柠檬汽水果汁

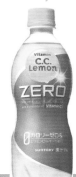

淡淡柠檬味的健康碳酸饮料，零热量无负担，能给减肥者提供丰富的维生素C。

休闲娱乐无压力饮品

Dr.Stuarts slim plus瘦身茶

适度抑制食欲的茶品

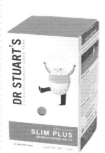

含多种药用草本植物，既能抑制食欲，又能让人保持愉悦。可加蜂蜜提升茶品的美味品质。

DHC ProtainDiet速攻减肥代餐饮料

含必要的蛋白质、维生素、矿物质，控制热量，给身体提供充足的营养。

替代早中晚任一餐食用

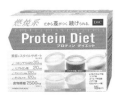

九种最修身美体的塑身产品

最修身、最具惊喜效果的塑身产品热报中

塑身产品是管理曲线的辅助能手，不仅可以马上穿出优美曲线，在旷日持久的减肥战中，一件舒适的塑身衣还能帮你控制体重，预防脂肪长在不需要它们的地方。

Spanx Higher Power高腰收腹提臀塑身裤

欧美时下最热塑身单品，无痕剪裁、超薄材质，有效改善"大象腿"和"水桶腰"。

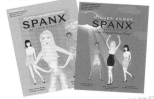

适合腰腹部肌肉松弛及有赘肉人士使用

Cogit腋下吸汗美体衣

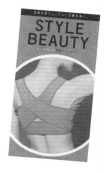

适合背部臃肿的多汗者

可以美胸美背，腋下衬垫设计还能避免汗湿的尴尬。

PIP!Slim Walk阶段式压力缓解疲劳睡眠瘦腿袜

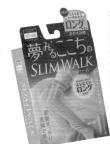

把腿部承受的压力分为数阶段，有助促进腿部血液循环，修饰下半身曲线。

适合腿部易水肿者

Cogit腰椎塑身衣

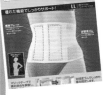

魔鬼粘能使塑身衣紧贴，强力支撑效果帮助身材不走型，远红外控温，穿着不闷热。

适合腰腹部臃肿者

Dr.Medomer瘦腿蒸汽机

涂好塑腿产品，插上插头就能进行腿部熏蒸，舒适如做足浴。

适合有水肿型胖腿和硬块肌肉者使用

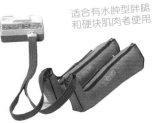

Comefree康芙丽纳米钛纤小腿袜

适合粗壮浮肿的小腿

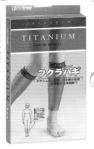

超薄设计，控制小腿腿围。厚度仅为普通塑身衣的1/4，穿着不感闷热。

背筋矫正胸衣

适合驼背的肥胖者

轻薄透气，适合夏天穿着。每天拉伸背部肌肉、调整坐姿，避免产生肚腩和腰背部赘肉。

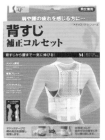

Comefree康芙丽超薄塑腰绷套

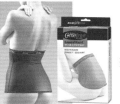

适合胃凸及腹部凸出的肥胖者

无骨形绷套穿着无紧绷感，能有效防治胃凸。

ENARY锗元素面部提拉带

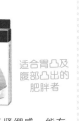

弹性纤维发热质地，利用拉力提升脸部轮廓，睡眠时也可使用。

适合水肿型胖脸者

九种最见效省力的运动道具

工欲善其事，必先利其器。因此，你需要一个得力的减肥小助手。没有时间到健身房好好挥汗如雨一番吗？那么就选择在家里好好利用减肥小工具吧。

Moon Surfing月亮冲浪板

双脚踏在板上，用皮筋带动冲浪板，做踩踏运动并保持身体平衡。瘦腿、瘦手臂效果显著。

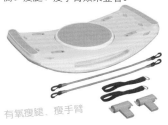

有氧瘦腿、瘦手臂

摇摆收腹篮

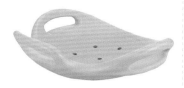

腰腹部赘肉"杀手"

方便摇摆的弧度和提手，方便久坐者时刻锻炼腰腹部。

FUNKEY呼啦圈

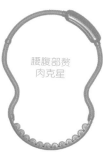

腰腹部赘肉克星

使用时比一般呼啦圈离心力更大，腰围处滚轮可加强对腰腹部的按摩。

弹性瘦身多用途胶条

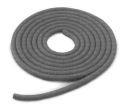

弹性拉力瘦腿、瘦手臂

用于美化手臂和腿部线条，可系在脚背上，坐在地上以划船状前后拉动。

仰卧起坐辅助瘦腰腹垫

消除腰腹部赘肉

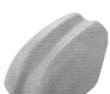

按照女性生理弧度设计，平躺使用能帮助脊椎复位，长期使用能消除坐姿不良引起的赘肉。

身体舒展玩偶拉环

最大拉幅可以帮助双手完全打开，舒展肩颈和手臂，玩偶可起到按摩作用。

弹性拉力纤细手臂

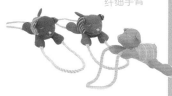

锻炼腹肌弹性座椅

弹簧靠背设计，反复后仰即可锻炼腹肌和腰部，塑造完美曲线。

辅助做收腹运动

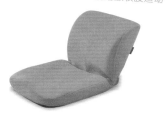

水滴美腿摇摇垫

摇摆运动纤腿美臀

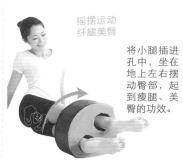

将小腿插进孔中，坐在地上左右摆动臀部，起到瘦腿、美臀的功效。

魔鬼粘瘦臂小沙袋

缠在手腕或脚踝上进行扩胸或慢跑运动，加大运动强度，加强心肺功能。

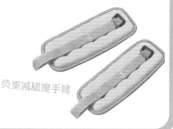

负重减腿瘦手臂

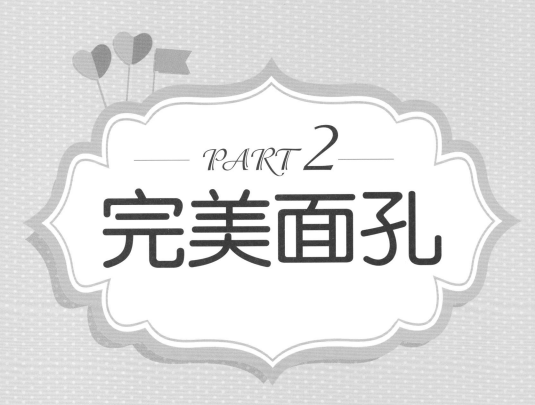

PART 2
完美面孔

你知道完美面孔的比例是什么样的么？

脸部美观要胖瘦均匀如何达到？

频繁牵动，又可能造成皮肤松弛。脸部赘肉的减肥难度可见一斑。

借助瘦脸按摩法，融会贯通东西方瘦脸通络秘诀，让完美的面孔马上呈现。

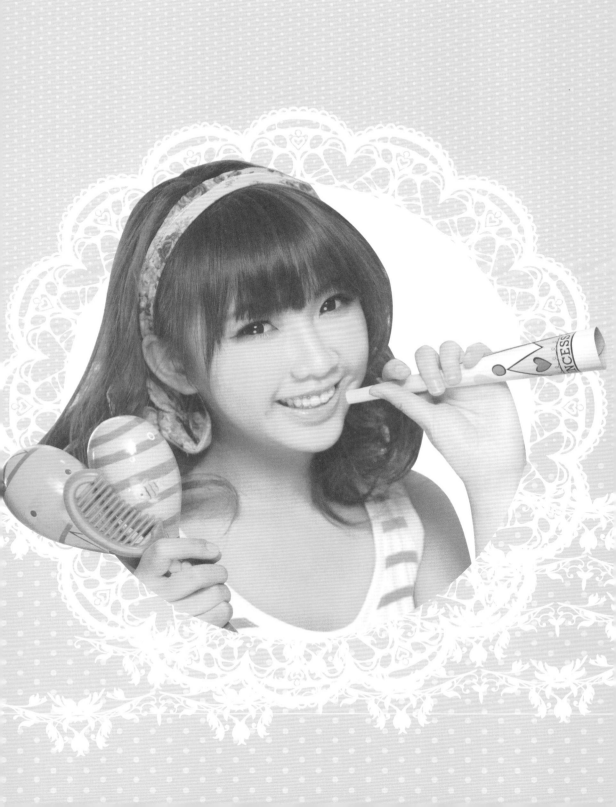

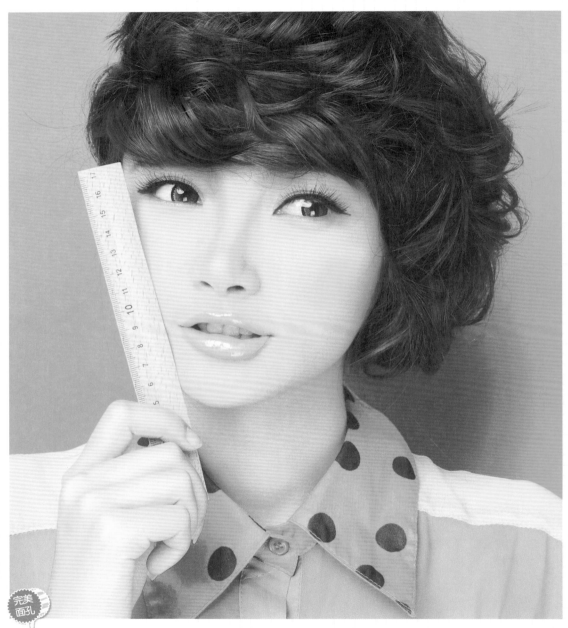

锁定小"V"脸，
你所不知的六大瘦脸法

人人减肥、美容不稀奇，小脸才是蔚然成风的"女子群众运动"！你是不是独创了一种并不成立的瘦脸方法？现在一起来终结瘦脸的"自以为是"吧！

PART 1 拔牙瘦脸

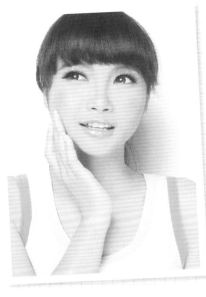

Q：可以通过拔掉智齿来达到瘦脸的效果么？

A：并不是所有人拔了牙都会达到瘦脸效果。拔智齿达到瘦脸效果，要具备的基本条件是脸皮的肌肉要够薄。如果肌肉层比较厚，拔完牙后的凹陷效果**根本看不出来**；还有就是和两颊骨头的吸收度也有关系，如果拔牙后骨头依然维持原来形状，那么脸颊也不会凹陷。这点只有咨询专业的医生。

DON'T 不能拔掉位置长得好、没有健康问题的智齿。
专业牙医并不鼓励随便以拔智齿来瘦脸，因为拔智齿瘦脸有风险存在。

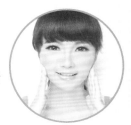

RULE
有些人是因为长了智齿之后脸型有所扩张，如果你的智齿位置是长歪了，并且两边不对齐，可以去咨询医生，拔掉比较好。

PART 2 瘦脸产品锁定"V"字小脸

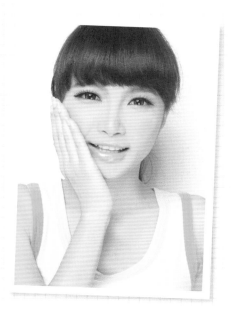

Q：使用纤体产品瘦得快，用瘦脸产品是不是脸变小就更迅速了呢？

A：目前市面上的瘦脸产品主要是排水去水肿、收紧松弛皮肤这两种功效，从字面上来，如果你的脸恰好是经常浮肿的或皮肤比较松弛的，用这两种瘦脸产品应该会有所助益。但有些人的脸型看起来宽大，是因为咬肌比较明显的原因，咬上牙用手就可以触摸得到的，这种情况对瘦脸产品来说也无计可施。

DON'T 瘦脸产品不能全脸擦。有些产品含有能促进水分代谢的成分，用在皮肤上过多会破坏皮肤的保水能力。

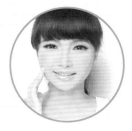

RULE
瘦脸产品只擦在赘肉多的下颌就好，每次用量不能过多。

"一冷一热"的洗脸方式

Q：每天早上起床用冷、热水交替洗脸，据说这样可刺激皮肤收缩，瘦脸更快？

A：冷热交替的洗脸法，会刺激血管不正常收缩，使得红血丝更明显。在寒冷的冬天突然用热水洗脸还会使皮肤瞬时失水，导致皮肤皴红。

DON'T 无论是敷脸还是洗脸，在冬天尽量不要用冷热交替的方式对待脸部。

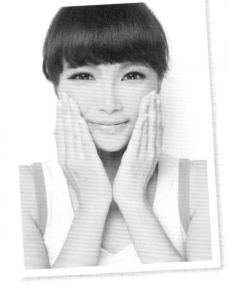

RULE
抵抗力强、没有大问题的皮肤可以在洗澡时，也就是皮肤毛孔已经打开时尝试冷热交替瘦脸法，但要注意顺序不能错：先热，毛孔张开有助于更彻底的清洁；后冷，毛孔收缩使皮肤紧致，而且能增加皮肤的弹性。冷热水温差不要太大，让皮肤能适应。

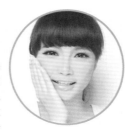

口香糖瘦脸

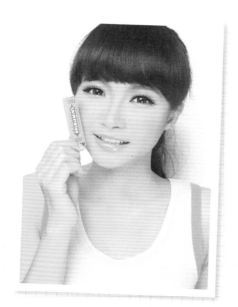

Q：常咀嚼口香糖能够达到传说的锻炼咀嚼肌、瘦脸、美脸的效果吗？

A：很多女生喜欢咀嚼口香糖是认为它可以帮你运动腮部的脂肪，认为嚼口香糖是嘴巴运动，可以消耗一定的热量。其实，这是咀嚼的心理暗示。就以一个68千克的人半个小时的活动量来计，洗衣服消耗的热量仅为272焦耳，咀嚼口香糖消耗的热量其实不值一提。它对减少面部脂肪不起任何作用。

DON'T 有的人习惯只用牙齿的一侧来咀嚼，这样容易导致单边肌肉的发达，造成面部两侧肌肉生长不对称，这样反而起不到美容的作用。

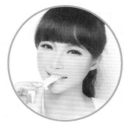

RULE
口香糖可以起到一定阻止因情绪不好进食的作用，心情烦躁想要吃东西时可以嚼一片，这点对脂肪型的胖胖脸很有效。

5 领口视觉瘦脸

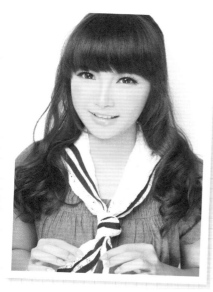

Q：穿V领的衣服可以视觉瘦脸，还有其他穿衣方法可以显得脸瘦小一点的么？

A：没有V领的衣服，我们可以制造同样达到V领效果的V字布局。例如你可以选择一条细围巾，在胸前打结自然垂下，这可以造成视觉瘦脸效果。同样，长项链可以这么使用。

DON' T 圆圆脸的女生尽量不要选择高领，圆且方的脸型不要穿领口很死板、尖领或者双翻领的衣服去加重脸型的棱角感。

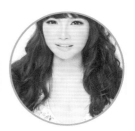

RULE
当你的领口比较低需要内搭衣的时候，可以挑选近肤色的内搭，接近肤色的裸色可以产生视觉延伸，起到拉长脖子和瘦脸的视觉效果。

6 最瘦脸的头发长度

Q：都说短发比较显脸小，不想改变长发和及肩发的女生该怎么办？

A：斜分刘海和修剪得好的短发可以使脸变小，从专业发型师来说，反倒是不长不短的中短头发最容易使胖脸更圆。建议女生蓄发时只走"极端"，要么缩短至脖子，要么长至前胸，及肩的头发长度反倒最危险。

DON' T 脸型宽大的女生无论是帅气短发还是柔顺长发，都忌讳没有弧度的清汤挂面。想想看，没有抢眼的地方，最突兀的当然就是脸型了。

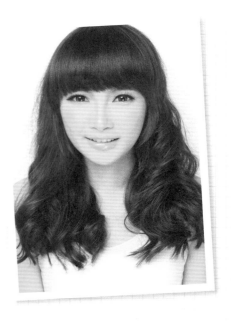

RULE
当你的头发比较长或者厚重时，一定要梳出头顶的高度和头发的立体度，可以通过公主发包或者高马尾，使脸部的视觉重心提高，从而达到瘦脸的效果。

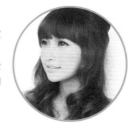

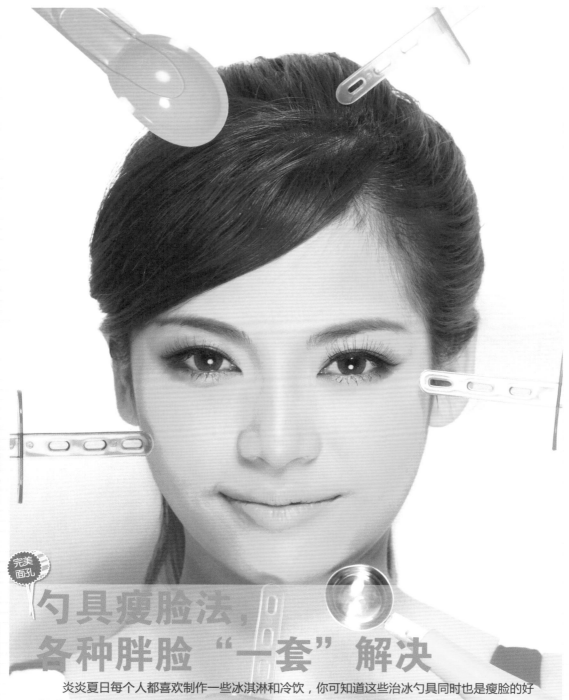

勺具瘦脸法，
各种胖脸"一套"解决

炎炎夏日每个人都喜欢制作一些冰淇淋和冷饮，你可知道这些治冰勺具同时也是瘦脸的好帮手？当它们刚刚离开可口的冰淇淋再把凉丝丝的温度带到脸上时，瘦脸的奇迹就发生了。怎么样，现在是不是觉得让它们深居厨房有点太可惜了呢？

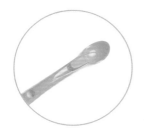

加强脸周皮肤拉力，美化脸型

脸部赘肉多但是仍然光滑紧致的人很多，这是她们的脸部皮肤提供了足够的拉力的缘故。如果把整张脸想象为一张帆，和头发连接的地方（发际线）就是拉力最强的地方。如果皮肤没有足够的弹性，拉力减弱了，脸部皮肤就会松弛和下垂，从肉眼上看感觉脸是胖的。

如果你经常使用木梳梳理发际线，也会发现脸部的皮肤慢慢也会变得紧致。这就是脸周皮肤拉力得到加强的原因。

加强脸周皮肤拉力按摩法

耗时：10分钟
时机：睡眠前（在平躺时肌肤承受的地心引力最小，最适合按摩）

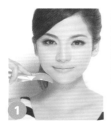
从脸部骨头最凸出的下巴开始，沿着脸的外轮廓线往上推拨，注意不要用力过度。①

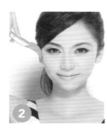
到太阳穴下方时要稍微用力地感觉把皮肤往上推，力量往太阳穴斜上方方向走。（左右换边各轮刮20次）②

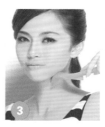
从下巴下面的赘肉开始，往耳垂方向推拨赘肉。③

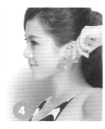
到达耳垂后继续往耳朵背后走，推动淋巴液向耳后的淋巴结流动，达到瘦脸效果。④

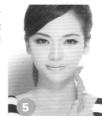
从颚骨下方开始沿着颈部经脉往锁骨方向推动。⑤

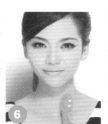
最终滑向锁骨的凹陷处，左右换边各推拨20次，有助脸部的淋巴液向锁骨淋巴结流动。⑥

预防脸变胖的加强脸周皮肤拉力贴士

■ 常常用指腹从眼尾方向向头顶梳头皮可以加强脸周皮肤的拉力，这样可预防脸部皮肤松弛。
■ 平时使用护肤品时一定要注意提醒自己采取"向上拍打"的动作，不要向下涂搽，这会直接导致了脸部皮肤的下垂。

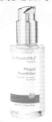
Dr.Hauschka 德国世家
玫瑰按摩保养油

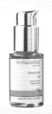
Dr.Hauschka德国世家
律动脸部调理精油

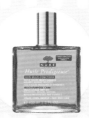
Nuxe欧树全效护理油

2 PART 不锈钢水果挖勺

脸部放水术，消除脸部水肿

直线形的按摩方式注重的是提拉皮肤，而螺旋形的按摩方式更注重放松肌肉和消除水肿，两种按摩方式直接产生的效果是不一样的。要迅速改善脸部水肿问题，除了要重点按摩容易浮肿的眼周外，还要一并解决压力和失眠导致的脸部水肿，用螺旋的方式按摩额头就能起到抚慰情绪的作用。

挑选光滑的不锈钢小勺，有助于小勺在皮肤自如地滑动。按摩前可以使用具有镇静舒缓效果的按摩乳，让瘦脸的效果立竿见影。

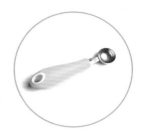

脸部放水按摩法

耗时：15分钟
时机：起床后，迅速排解脸部积存水分

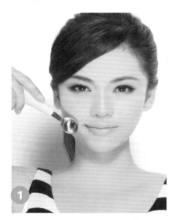

1 从嘴角开始向颧骨方向以螺旋方式打圈按摩。

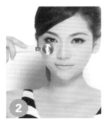

2 从眼底向眼尾做提拉按摩，要利用不锈钢勺圆润冰凉的贴面起到舒缓眼周皮肤的作用。

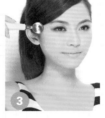

3 从颧骨向太阳穴打圈按摩，这时眼睛需微张，顺便提拉眼尾皮肤。

4 从眉尾向额头螺旋按摩，这个动作还能起到舒眠的作用。

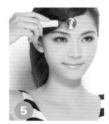

5 从额头中点开始，由内而外带走水分，多按摩额头对舒缓情绪性压力非常管用。

预防脸部水肿全天候24H贴士

■ 睡前可有选择性地使用排除水肿的紧致精华，建议选择含有帮助紧实效果的六胜肽、EGF等成分的护肤品，加强肌肤的弹力和紧实度。
■ 生理期前的7~14天，身体会增加分泌黄体酮的雌激素，使肾脏排水减少，导致全身水肿，这时要注意早睡早起，这样能有效避免脸部水肿。

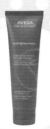

Aveda亮白美肌按摩面膜

Skin Food黄金鱼子酱瞬间
再生按摩面膜

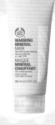

The Body Shop
热循环弹力瘦脸面膜

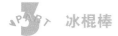

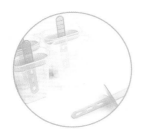

解决五官微垂，防微杜渐

为什么脸看上去那么臃肿？原因可能是臃肿部位出现在五官上。眉尾、眼尾、鼻翼、嘴角是五官中最容易下垂的地方，只要这些部位一下垂，整张脸感觉都是下垂松弛的。五官中的微下垂可能是衰老所致，也可能是平时有一些不好的脸部小动作导致。

预防脸部臃肿下垂，按摩脸上的特定穴位，可以防微杜渐。

纠正五官微垂按摩法

耗时：15分钟
时机：看电视或者用电脑时可以随时进行

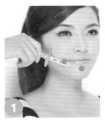

承浆穴和池仓穴
承浆穴在当颏唇沟对应的正中凹陷处，池仓穴在嘴角的左右两边。按摩这两个穴位可以改善唇周皮肤松弛，防止嘴角下垂。

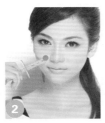

迎香穴
在鼻翼旁开约1厘米皱纹处。按摩这里可以预防鼻翼下垂，还能解决法令纹深的问题。

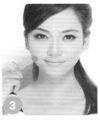

颊车穴
颊车穴在下颌角前上方约1横指，按下去会凹陷的地方，也是当咀嚼时咬肌隆起最高点处。按摩这里可以预防脸肿，防止颊部肌肉松弛。

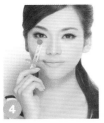

四白穴
四白穴在眼睛正视前方时，瞳孔直下、颧骨上方的明显凹陷处。按摩这里可以有效预防眼部肌肉下垂，并且消除眼袋，从视觉上减轻眼肿。

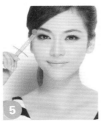

丝竹空穴
丝竹空穴在眉尾的凹陷处。按摩它可以刺激眼周血液循环，预防眉尾和眼尾肌肉的下垂。

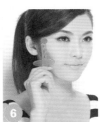

太阳穴
太阳穴在眼尾往发际线中间的凹陷区。按摩太阳穴可以有效防止面部肌肉下垂，轻刮太阳穴也能产生一样的作用。

预防五官下垂需要注意的事项

■ 如果你经常使用防水化妆品，要使用卸妆油及棉片，预防皮肤因反复擦卸而松弛。
■ 适当地给肌肤补充Q10及胶原蛋白，这是肌肤能自行修复皱纹的强大后盾。

Avene雅漾驻颜紧肤精华露

Estee Lauder雅诗兰黛双重滋养
白金级紧肤精华液

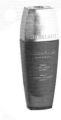

Guerlain娇兰抗皱紧肤精华液

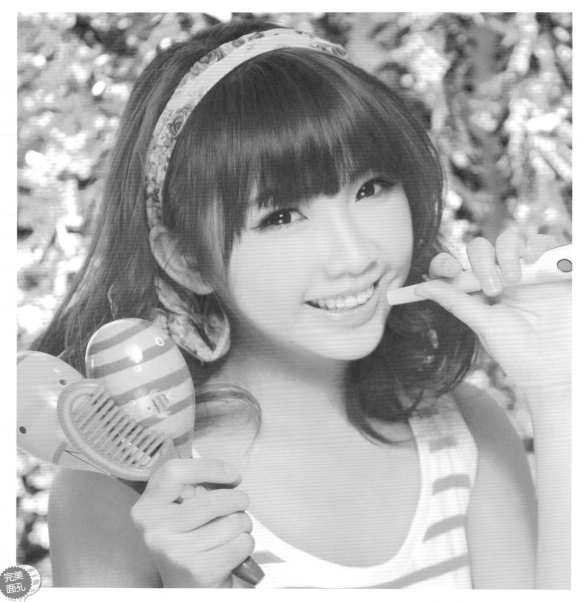

赘肉拨筋梳理法，
梳子瘦脸瘦下巴

　　古代的女人就有用桃木梳子来按摩身体的习惯，现在的梳子种类已经千变万化了，更适合用来按摩身体各处。气垫梳具有弹性气囊，最适合按摩身体的软组织；牛角排梳天生就适合以轮刮、拨筋的方式按摩肌肉僵硬的地方……梳子当之无愧是我们身边最好的瘦脸利器。

气垫梳为什么能帮助瘦脸？

针刺刺激——在古代中医就有利用钝头的针刺工具对患部进行捶打、敲击等的理疗记录。在人体所能感受的种种刺激中，以针刺最能起到提振精神、促进微循环、唤醒神经反射的作用。在我们身边，最适合的工具就是各种各样的梳子，尤其是本身就具有保健作用的气垫梳。

会呼吸的气垫——会随着手劲大小起伏的立体气垫，不会刺激头皮，一样也不会刺激皮肤，并且还有一如既往的舒适感。

圆头梳齿——大部分气垫梳都是圆头梳齿，它们既能产生类似针刺的感觉，又是一种舒适的刺激，对脸部水肿的地方能产生大面积的、连片带面的刺激，其排水、刺激微循环的功效都相当好。

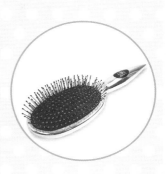

气垫梳敲敲扣扣瘦脸法 脸小一圈

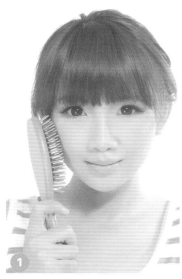

1 用气垫梳轻压太阳穴，停顿两秒后放开，重复此动作，提升脸部皮肤的提拉力，让脸部肌肉不再松弛。

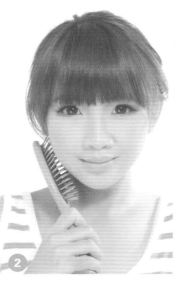

2 慢慢敲打右脸颊咬肌，可以稍微咬咬牙，感受咬肌的位置，力度适中，感觉到痛且舒适时为好。

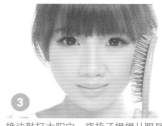

3 换边敲打太阳穴，将梳子慢慢从眼尾移动至发际，推动血液向头部流动。

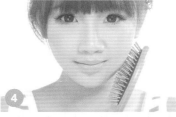

4 换边敲打左脸颊咬肌，消除水肿严重和肌肉发达的腮帮。

牛角梳——缓解面部水肿

牛角梳为什么最适合拨筋？

牛角自古就是一种中药，它有清热凉血、解除头痛的作用。觉得自己面部肿胀、肩颈也渐粗的人一定要注重舒缓颈部疲劳。

另外，从坚硬度和牛角梳的温润感而言，加上其不会因为近水而变形这个特性，所以用它来疏经通络，效果最棒。

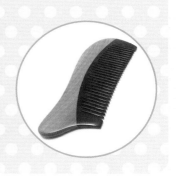

牛角梳顺刮筋肌法　淋巴排毒
脸部不再虚胖拨筋四步走

晚上9点至11点为免疫系统（淋巴）排毒时间，这段时间应该让自己处于安静放松状态，再用牛角梳拨筋按摩效果最好。

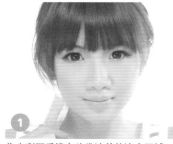

1 集中刮耳后没有头发遮盖的这个区域，加润肤露，用梳背刮两分钟，面部浮肿的人常常会感到这里比较酸疼。

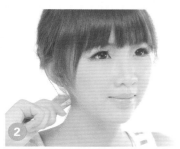

2 在耳垂对应方向，脖子紧张时最僵硬的那条筋上刮两分钟，力道以感觉舒畅为准。

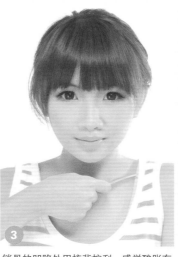

3 锁骨的凹陷处用梳背挖刮，感觉酸胀有所解除的话排毒效果就好。

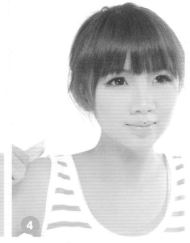

4 肩部的肌肉最易使人感受疲劳酸疼，用梳背刮这里，能预防肩部劳损，间接帮助淋巴液从脖子回流到腋窝的淋巴结处。

尖尾梳——穴位瘦脸

尖尾梳点穴排毒法 消除浮肿

当肌肉均匀地紧贴面部骨骼时，人的面部肌肤是最均匀最具有紧致度的。当松弛来袭，肌肉纷纷离开了它们本来的位置，面部就会浮肿变形。这实际上不是肥胖，而是松弛带来的一种坏效应。

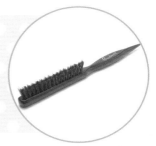

如果觉得尖尾梳梳尾过尖，可以在其上裹一层棉花

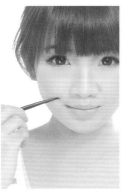

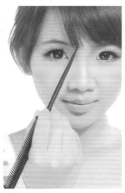

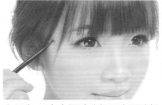

太阳穴 压力会导致脸部肌肉浮肿松弛，按压太阳穴在学习工作之余都会是最好的放松方法。

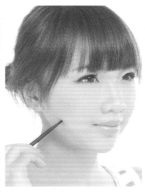

法令纹 沿着法令纹轻轻点，可以刺激笑肌的提升。让你在笑的时候，颊部肌肉不会下垂。

眉头 皱眉会使额头和眼周皮肤更快地变松弛，提醒自己不要皱眉。常常用尖端的工具点按眉头的穴位。

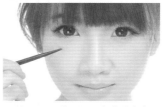

眼袋下沿 眼袋下沿是血液非常容易淤积的地方，常常有节奏地按这个地方比按睛明穴更能消除眼袋。

咬肌 即使不是在咀嚼食物的时候，人因为精神紧张总会不自觉地就咬紧牙关、绷紧咬肌，这样的做法会使咬肌越来越大，影响脸型。当自己紧张的时候，一定要提醒自己，别咬紧咬肌。

点穴加分小帮手

Neogence霓净思
紧实活肤乳霜

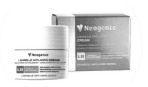

Kiehl's契尔氏
矿岩花紧实霜

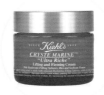

DHC Q10紧致换肤霜

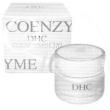

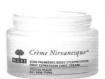

Nuxe 欧树莲花舒纹紧致霜

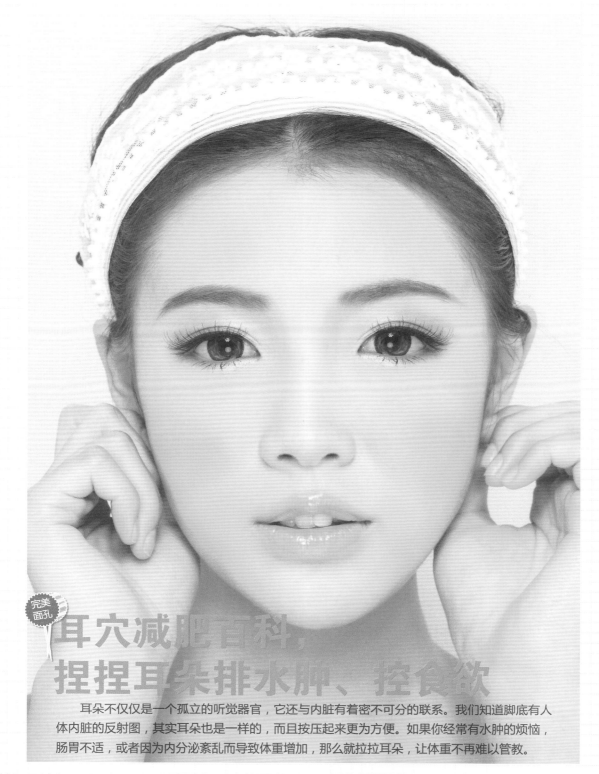

耳穴减肥百科，
捏捏耳朵排水肿、控食欲

　　耳朵不仅仅是一个孤立的听觉器官，它还与内脏有着密不可分的联系。我们知道脚底有人体内脏的反射图，其实耳朵也是一样的，而且按压起来更为方便。如果你经常有水肿的烦恼，肠胃不适，或者因为内分泌紊乱而导致体重增加，那么就拉拉耳朵，让体重不再难以管教。

PART 1 冲洗耳朵　淋浴间隙的瘦身耳SPA

　　按照全息生物学的说法，耳朵就是人体的一个小小的缩影，法国的一名医师Dr. Paul Nogier就提出耳朵内其实就是人体胚胎的倒影。我们对身体有水疗这样的保养方式，其实耳朵也需要。

　　温热并带有冲击力的水柱对耳朵来说就是极其舒适的SPA，它能提升耳周血液循环，更可贵的是它带动耳周淋巴结运输线的活跃状态，帮我们带走机体中的滞留物质。

作用：迅速消除脸肿、虚浮、肌肉松弛的现象。

> 感觉脸部浮肿难堪的人，可以熬一点浓的热姜水，用小毛巾沾洗耳朵和耳周，注意不要让水跑进耳朵里。

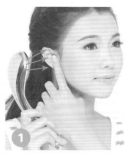 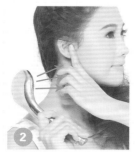 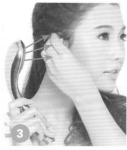 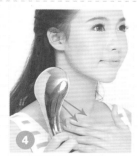

| ① 将内耳根用一只手指压紧，堵住耳洞，防止水柱进入，用高于40℃的水冲刷耳内腔半分钟。 | ② 将莲蓬头往下移，让水柱冲击耳垂附近的区域。 | ③ 用手指把耳朵的背后翻过来，用水流冲洗耳朵背部和发根处，30秒左右。 | ④ 最后用稍微热一点的水，冲两边锁骨，并用手指稍微用力揉按，每边半分钟。 |

PART 2 揉揉耳朵　民间瘦身"达人"都热衷的搓耳瘦身法

　　在坊间有常搓耳朵保健身体的做法。搓耳朵有抵抗疾病、增强免疫力的作用，对于减肥的人来说，搓耳朵能帮助他们有力气、睡眠好，尤其是调节肾脏功能。对一些依靠节食和服用减肥药的人来说，肾脏功能有一定的损伤，搓耳朵就能防止减肥产生的副作用。

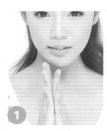 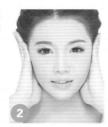 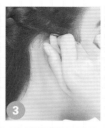

| ① 用两只手的手掌对搓，让双手都发热起来。 | ② 双眼向前平视，开始搓耳，两手的手掌分别放在左、右耳部上，由前向后轻轻搓揉，做4个8拍；再由后向前搓揉，也做4个8拍。 | ③ 用两只手的拇指搓两只耳朵的耳背，上下来回搓揉，感觉耳背发热时即可。用力可稍轻些。 |

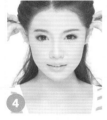 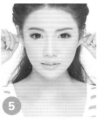 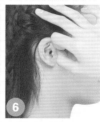

| ④ 用食指和中指提起耳朵的上半部分，轻轻地，以不痛为主，顺时针方向旋转，做4个8拍；再以逆时针方向做4个8拍。 | ⑤ 用食指、拇指捏住耳垂，一面捏动，一面向上慢慢提拉，做4个8拍，这时候嘴巴要慢慢张开。 | ⑥ 用食指、拇指对扣，轻轻弹耳朵的上半部分，做4个8拍；再轻弹耳的下部，做4个8拍。 |

耳周淋巴图

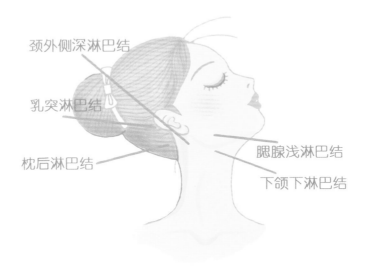

颈外侧深淋巴结

乳突淋巴结

枕后淋巴结

腮腺浅淋巴结

下颌下淋巴结

耳朵周边有几个重要的淋巴枢纽，如果你总是觉得"脖子像充了气一样肿胀"或者"发际线这里好像塞了棉花，不舒服"，这就是淋巴不畅的表现。

你的耳周出现淋巴不畅现象了吗？

直接后果就是：双下巴、金鱼眼和面部浮肿。

■ 总是觉得脖子很累，脖子两边的筋总是绷得紧紧的。

■ 常常视力模糊，滴了眼药水都不见效，休息好了反而症状全消失了。

■ 发烧的时候耳根痛。

■ 小时候患过淋巴结肿大和淋巴结发炎的病症。

■ 时常头晕、头痛和耳鸣，越节食就越容易发生。

■ 就算不喝多少水，脸部还是很容易出现水肿和眼肿的现象。

■ 时常觉得面僵，表情僵硬，皮肤有点松弛。

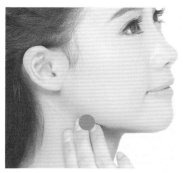

Get it!
消除双下巴必按

下颌下淋巴结

在下颌骨尖角对应下方，摸到一条筋的内侧，按摩这里会觉得有点拉扯感，两边一起按摩会觉得颈周特别舒服。

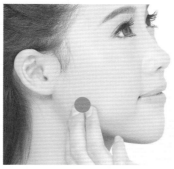

Get it!
消除咬肌、大小脸必按

腮腺浅淋巴结

这个淋巴结刚好在咬肌的中间位置，咬牙时，凸出又最硬的部分就是了。按摩的时候用三只手指按着打圈揉按，按完之后双颊都会变得紧致。

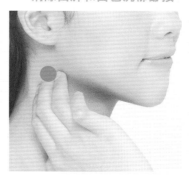

Get it!
消除面肿和面色沉郁必按

颈外侧深淋巴结

正好是耳垂对应下方的大筋中，距离耳垂延长线正好三横指的位置。按摩这里能促进睡眠，是放松脑部的好妙招。

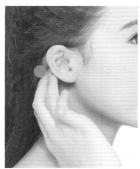

Get it!
消除失眠导致的
面部浮肿必按

每一个淋巴枢纽都接收一定部位的淋巴液，而乳突淋巴结主要是接收来自头皮的淋巴液。按摩这里特别适合因常常失眠而导致肥胖的人群。

乳突淋巴结

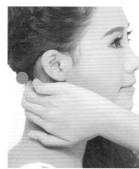

Get it!
调节体内循环和
内分泌必按

位于头颅枕部皮下和发际线起始部的地方，用手指按下去的时候会发现这里有一点凹陷。按摩这里可以调节体内循环，对放松心情、解除因节食导致的情绪低落也很有用。

枕淋巴结

耳朵长痘也是肥胖警钟

　　不要认为耳朵长痘仅仅是皮肤的问题，众多肥胖的MM都反馈，耳朵边缘、背后甚至耳洞都有痘痘滋扰！耳朵本应不是痘痘肆虐的地方，长痘其实是肥胖讯号！

耳朵背后：耳背长痘是激素紊乱的表现，内分泌不协调或者昼夜颠倒的作息导致激素紊乱。耳背经常长痘的女生常常暴饮暴食，而且作息不规律，就会发胖。

耳甲艇：这里附近长痘或者小红疹都是肾脏功能不全的表现，肾虚是一大诱因，四肢浮肿是普遍现象。不过只要做一些改善肾功能的保养，基本就能消除水肿。

耳轮脚：这里长痘是肠胃功能闹别扭了，长期的荤素搭配比例失调，油脂布满肠道内部也让肠道没精打采。腹部肥胖的人，多数都会有痘痘长在耳轮脚区的情况。

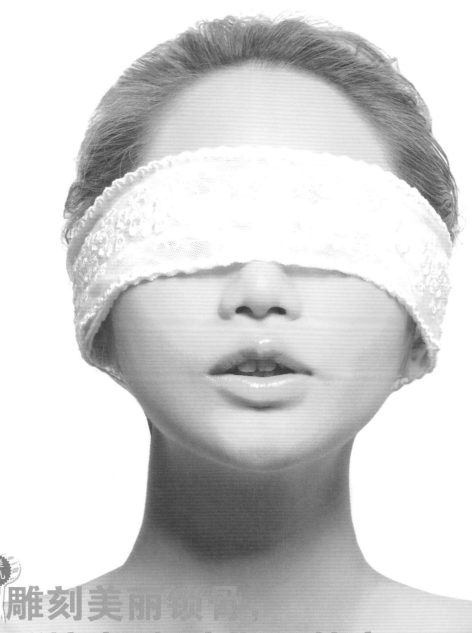

雕刻美丽锁骨，
"按摩+提亮" 双管齐下

　　美丽的锁骨=美丽的女人，不能不说，我们的自信大部分源于单薄的肩膀和迷人的锁骨。锁骨附近有脸部排毒最重要的淋巴枢纽，锁骨也是肩颈线条优美的标志，更是穿好一件露肩衣服不可缺少的元素。锁骨如此重要，值得我们把倾注在大腿、腰腹的注意力转移过来。

PART 锁骨保养刻不容缓的三大理由

颈和两边锁骨构成的三角区比脸部更容易衰老

　　高级护肤品牌HR赫莲娜实验室有这样的研究论断，我们看到的皮肤衰老痕迹，实际上是一种细胞内框架的衰老，就像是风筝的支架，支架失去弹性风筝就皱成一团。研究也证明，颈到锁骨构成的三角区的皮肤细胞框架非常纤细脆弱，比脸部更容易衰老。

　　所以说护理锁骨及周边区域就等于是防衰老，除了拥有雪白的脖子，紧致有弹性的颈下皮肤也非常重要。

锁骨是圆脸最好的修饰

　　锁骨的角色，的确能和圆脸起到微妙的作用。胖嘟嘟的圆脸如果对应肉鼓鼓的锁骨，给人的第一印象总是逃不了"胖"；但相反地，有线条清晰的锁骨，圆脸也会变得性感动人，这如同是穿了一件"V"字领的衣裳，锁骨就是我们天生的"V"字领。

锁骨是瘦脸、瘦身最有效的按摩位置

　　无论是哪种瘦脸、瘦身按摩，甚至是丰胸按摩手法，都不会忽视的按摩方法就是从耳后腺一直按到锁骨处。锁骨是脸部淋巴导流最后的环节，如果按压锁骨凹陷处是酸酸胀胀的，那么锁骨排毒刻不容缓。

PART 2 锁骨日常保养美丽三问

Q：锁骨凹陷的地方黑黑的是什么原因？怎么清洁？
A：锁骨也是会藏污纳垢的，特别是长期有化妆、搽防晒霜习惯的MM，每次洗澡时，脸上的脏东西就被流水冲刷停留在锁骨处，长期不清洁，就会是脏脏的锁骨了。保养锁骨，每个月最好用脸部去角质产品为锁骨去一次死皮，或者用过的面膜也可以来回轻搽锁骨，给凹陷的地方进行大扫除。

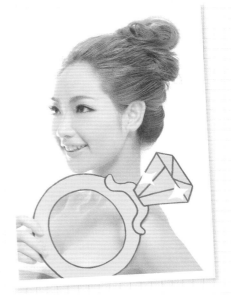

Q：锁骨酸胀，按下去还会痛，这是什么缘故？
A：这是你的身体排水、排毒不畅的征兆，长期有浮肿、热毒困扰的人按锁骨凹陷处就会感觉酸酸痛痛的。因此我们平时可以增加些针对锁骨的按摩，并使用具有排毒作用的护肤品，注意作息，锁骨就会和疼痛说再见了。

Q：很喜欢戴首饰，锁骨那块常常红痒不止还脱皮，怎么解决？
A：锁骨处皮肤很薄，却很容易过敏，戴纯金银、纯钛或者玉石首饰通常没有不良反应，但镀金、镀银、镀铬、镀镍及假玉等首饰就会引起皮肤过敏。皮肤易敏感的人在夏天应该避免戴合金首饰。出现脱皮可用化妆水湿敷，出门涂抹适量的防晒霜就可以了。

慢性子通关处——美丽锁骨按摩法

雕刻锁骨=按摩颈部，这个等式是完全成立的。

支撑整个头部重量的颈部就像是枢纽，任何前往脸部的血液、淋巴循环都要通过颈部经络来输送，如果颈部经络受到阻塞，就会引起脸部浮肿、双下巴和肉感锁骨。要雕刻锁骨就要先按摩颈部，这是标本兼治的好方法。

睡前五分钟按摩

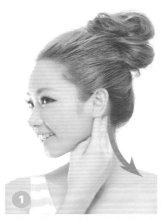

① 食指、中指、无名指三指并拢，先从耳后慢慢但带点力度拨到锁骨，皮肤微微发烫时效果最好，过程中可以稍微抬点头，舒缓颈部肌肉，按摩两分钟。

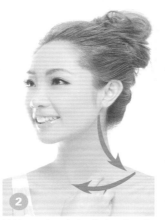

② 换单手，右手除大拇指之外的四指并拢，从左锁骨高处的凹陷一直拨至低处凹陷，按摩1分钟换左手按摩右边锁骨，可以搭配一些按摩霜或者橙花精油以振奋精神，也使皮肤更美白。

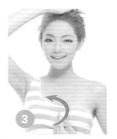

③ 把右手举高，接下来，从两边乳头连接线的肋骨中点开始，顺时针绕右胸划大圈按摩。

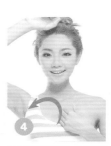

④ 滑过锁骨下方，按摩到胸外的乳腺部分。

此按摩方法在洗澡抹了滑滑的沐浴露后进行，同样有效。此法对于舒缓生理期前的乳房胀痛尤其见效。
最适合按摩锁骨及颈部位置的精油——甜橙精油、薰衣草精油、橙花精油、柠檬草精油、肉豆蔻精油。

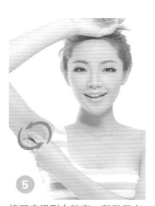

⑤ 接下来滑到右腋窝，稍微用点力气打圈揉按20次。

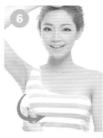

⑥ 顺势往下来到胸外侧，继续顺时针用舒适的力道下滑。

最后回到两胸的中点肋骨位置，完成一个大圈的按摩轨迹；依照同样方法，左右两边胸部各按摩20圈。

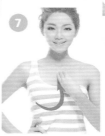

⑦ 手指用舒适的力道从上到下轻抚喉咙、锁骨中点、肋骨中点、肚脐一直到小腹。

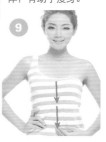

⑧ 按摩动作8两分钟，这个动作可以净化身体，有助于瘦身。

急脾气通关处——美丽锁骨提亮法

或许你已经很熟悉怎么给脸打阴影，那么傲人的锁骨同样也可以一分钟之内"妆"出来。

让锁骨更显瘦的三个化妆方法

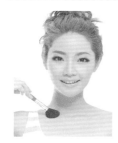

小麦肤色的蜜粉可以当做锁骨阴影粉

除了身体闪粉，一般蜜粉也可以当做锁骨的阴影粉。一般品牌的蜜粉都会有很多色号，而我们可以选择适合小麦肤色的色号，用蜜粉刷轻轻横向扫在锁骨的内凹处。就这么简单地扫几下，再不明显的锁骨也会立刻棱角分明。

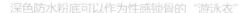

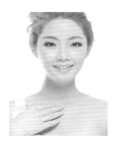

深色防水粉底可以作为性感锁骨的"游泳衣"

想要瘦瘦性感的锁骨其实也很简单，买一瓶颜色比较深一些的粉底液或者粉条，保湿美白功能可以忽略，关键作用是可以用打阴影，轻轻涂抹在锁骨内凹处，锁骨马上就线条分明。

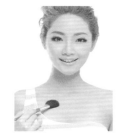

身体闪粉让锁骨魅力四射

市面上的身体闪粉也可以用在锁骨上，在锁骨以上、喉咙以下这段区域扫上闪粉，闪光颗粒会在照明灯或者日光下折射出光芒，能让锁骨绽放不一样的魅力。穿露肩装或者吊带裙的时候这么妆点一点，这下你会发现：不是一定要用香水才可以增添女人味。

身体闪粉推荐

Benefit classic kitten身体闪粉
香槟色闪粉最接近自然肤色，伪装力一级。还带有淡淡花香，在夜间使用更倍增性感魅力，还有一定程度的防汗功能。

Sephora丝芙兰Piiink身体闪粉
不喜欢香味的MM可以选择这款无香型的身体闪粉，它配有松软的大粉扑，能加强锁骨或身体其他部分的闪光效果，让肤质看起来更幼滑。

Hard Candy Shaker Body Shimmer
绚烂可爱糖果身体闪粉
这款身体闪粉有粉色和蜜橘色两个颜色。粉色可以用在白皙皮肤上，更显得可爱粉嫩；蜜橘色可以用在一般肤色上，显得皮肤更透明、更健康。

锁骨"上妆"前的必要准备

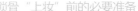

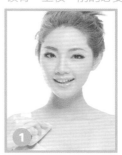

在洗脸或者洗澡时，用纤维洁面海绵轻轻打小圈清洁锁骨。

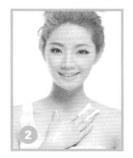

如果要在锁骨处使用深色粉底液，一定要先用化妆水清洁和滋润，确保锁骨肌肤不干燥脱粉。

窈窕四肢

只要爱美，穿吊带裙和比基尼的烦恼就永远存在。

四肢的纤细度绝对和衣橱的容量有关，

那么多穿不下的衣服每件都是你的警示号。

甩开胳膊迈开腿，一起投入到最具活力的四肢塑身操中来吧，

告别臃肿四肢就从现在开始。

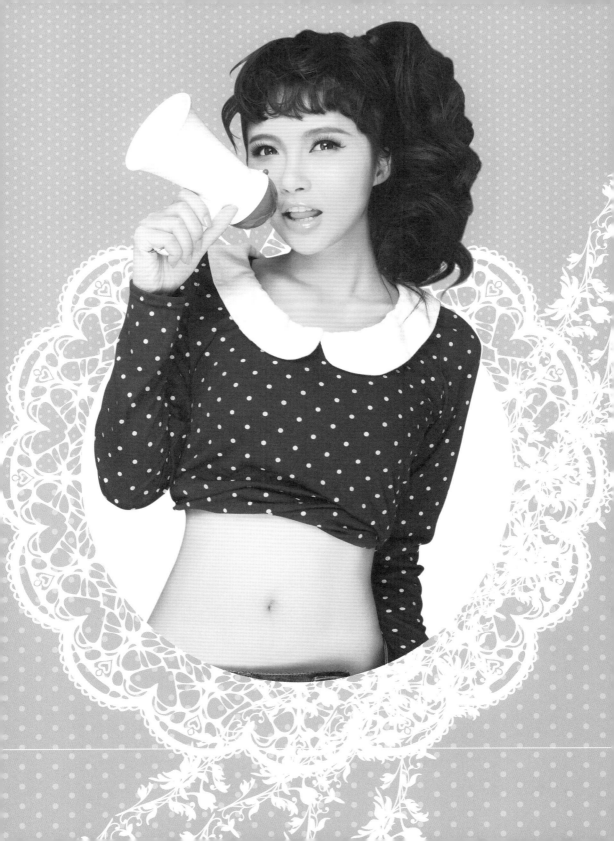

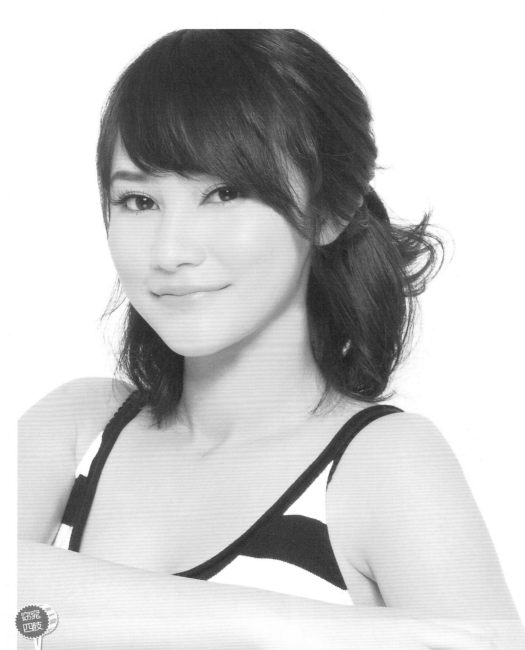

窈窕四肢

瘦臂小沙袋，专克"贵妇臂"

"贵妇臂"指的是由于拿挽包、提手提包出现的手臂赘肉、线条不优美等状况，和"蝴蝶袖""麒麟臂"相比，"贵妇臂"的特点是肱二头肌突出（因为用力位置不同），有肌肉块。常常挽重的包包就容易出现"贵妇臂"。背心、吊带裙即将登场，就让"贵妇臂"留在记忆里吧！

每天我们背着沉重的包包出门，殊不知错误的背包方式是形成"贵妇臂"的元凶。

超重的重量：过重的包包会引起手臂肌肉的过度紧张，尤其是肱二头肌会处在非常紧绷的状态，久而久之，等于无意地锻炼了肱二头肌，形成难看的"贵妇臂"。

那么多重的包包才合理？背不超过我们体重10%~15%的包包才不会导致手臂走样。

错误的包包款式

✕ 箱型包	✕ 背带过硬的包款	✕ 有长背带的包款	✕ 只能挎拎的包款

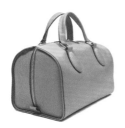 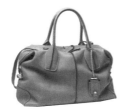 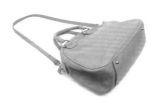 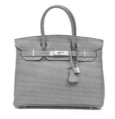

箱型包不仅是女性脊椎的杀手，而且一定要靠装东西负载起来才会好看的它，实际上还会导致高低肩和手臂肌肉发达。

背带太硬，不容易服贴在肩膀上，这会使人不自觉地耸肩来保持包不掉，使肌肉总处于高度紧张的状态。

背带太长，包包的重心偏低，导致行走的时候压低肩膀。如果有此类包包，应该把背带调到适中的位置，让包包正好垂在与肚脐齐平的位置最好。

只能用手肘挂着或者拎着的包包无疑是肩膀和手臂的磨难，一定要不停换边，才能避免手臂肌肉的过度劳损。拥有这种包包的人一定要观察自己是否已经形成了高低肩。

错误的位置

✕ 挂在前臂	✕ 挂在肘间	✕ 双手交叉于胸前，挂在小臂

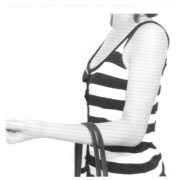 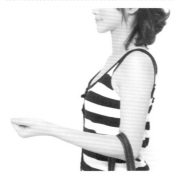 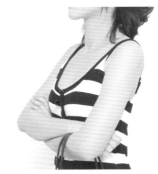

把包挂在前臂，上半臂就会用力保持平衡，长期这样挂，肱二头肌和手臂后侧的肌肉就会走样。

肘间重要的血管非常多，挂在这里不仅压迫了血液循环，而且在重压下人会不自觉形成高低肩、大小手等情况，一定要改正。

双手交叉在胸前，不仅上臂，连肩胛骨附近的肌肉都会很累，加上包包的重量，从肩到手肘都是异常紧绷的，肌肉不免会逐渐锻炼成块。

常用电脑的手臂会出现凸起的肌肉团，这个时候赶紧求助这三个穴位！当手指触按它们感到酸痛不已时，这证明你的肌肉已经非常劳累，不及时放松就会出现难看的肌肉线条。

▶ 手臂穴位图 ◀

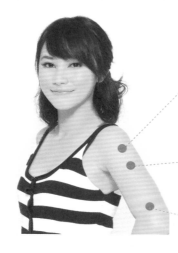

肩髃穴
肩膀最高点稍微靠下，肩膀外展或者平举时，肩部出现两个凹窝的地方

臂臑穴
三角肌的下沿中点，手臂叉腰时肩头肌的下端

手五里
手臂外侧，手肘外角往上大约三横指的距离，触按的时候有酸痛感

 How to do

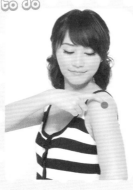

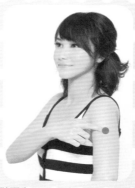

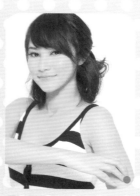

肩髃穴
这个穴位在医学上常用于治疗肩周炎，按摩它能消除常用鼠标形成的肩膀肌肉硬块和劳累感。

臂臑穴
这个穴位是手臂气血的交汇穴位，手臂粗、手臂肿、肌肉硬，多用力按它就能缓解，还能促进手臂的血液循环。

手五里
按它能排出身体的湿气，如果你的体质属于不容易出汗的体质，多按这个穴位就可以加强新陈代谢。

三个穴位依次按下来，对手臂的纤细作用非常大噢。

手指并用，要用力才会瘦！
找准穴位之后，一只手指的力度是不够的，力气比较小的女孩子最好用食指、中指和无名指三指合并在一起，用拇指为支撑，用力地揉按这个穴位。当下会感到非常酸胀，但是揉过之后就会很舒畅。

太鼓瘦臂操+仪仗队瘦臂操 消除肱二头肌的动作

咚咚咚！太鼓瘦臂操

这套动作的作用是提拉手臂连接腋窝处的赘肉，收紧手臂外侧的线条，不仅消除"贵妇臂"也消除"蝴蝶袖"，一举两得。

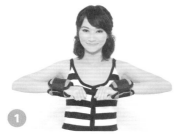

准备动作

将双手相对，平举到与胸同高的位置，挺胸，微微抬头。

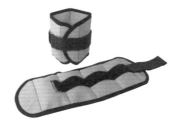

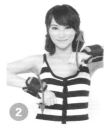

中速敲打

想象胸前挂有一面鼓，双手似握着鼓槌一样，每秒左右手上下敲打各1次，抬起的幅度越高，瘦手臂的效果越好。

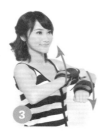

加快速度

慢慢把敲鼓的速度加快，配合呼吸，尽量做到每秒敲鼓两下，保持1分钟。

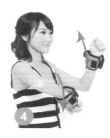

中速敲打

手臂这个时候已经非常酸了，慢慢把速度降下来至每秒敲两下，放松手臂，这套练习就完成了。

锵锵锵！仪仗队瘦臂操

这套动作能修饰上臂的线条，慢慢地把肱二头肌附近的硬肌肉块向后侧调移，使手臂肩头的肌肉变小，上臂的线条更均匀。

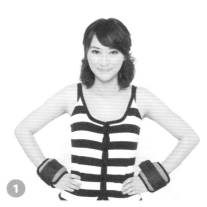

准备动作

双手叉腰，保持上身直立，两脚稍微打开与肩同宽。

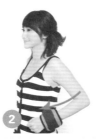

90度屈臂

握拳，手肘弯曲呈直角，做预备跑的手势，感觉手臂后侧的肌肉被拉紧。

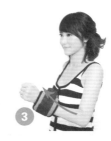

向上抬

顺势往上抬，一边抬高一边展开手臂的角度。

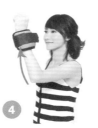

越过头顶

举过与额头等高的位置时，握着的拳头慢慢展开，手臂外侧的肌肉被最大限度地拉紧。

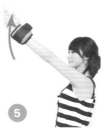

直立向前

手指伸直，将手抬到最高点，然后再依照刚才的运动轨迹，双手交替，各重复20次。

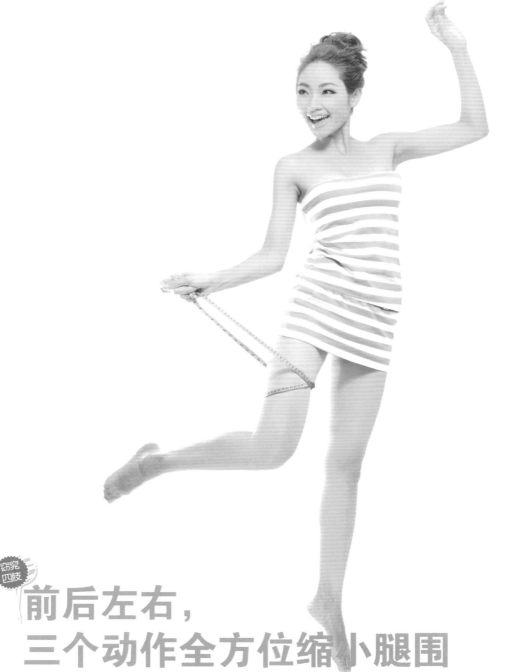

前后左右，
三个动作全方位缩小腿围

　　无论是器械训练使肌肉更加结实，还是努力按摩减少水肿，从大腿的减肥来说，最直观的成就还是大腿围变小了！

　　试着换一种角度，抛弃难懂的肌肉理论，我们的目标很简单——就是让大腿围像腰围一样也能念"紧箍咒"，越变越细。

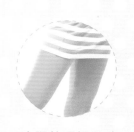

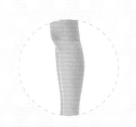

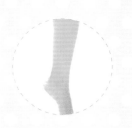

大腿的理想尺寸

身高 × （0.29~0.3）厘米

小腿的理想尺寸

身高×（0.2~0.21）厘米

脚踝的理想尺寸

身高× 0.118 厘米

测量小提示：
姐妹们如果是坐着测量结果会有误，建议是站着测量。
被测者两腿分开与肩同宽，两腿平均负担体重时测量的数据最准确。

关心你的"第四围"

我们平时常常用"三围"的数字去评价女孩的身材，殊不知，人的第四围——腿围，
对身材是否漂亮起着重要作用呢。

医师指出正常腿围应该是在45~50厘米，如
果超过52厘米，大腿内的脂肪就有可能过多。如
果腿围乘以2后，比臀围还多出10厘米以上，也
表示脂肪比例过高，代表腿太粗了，这使心血管
疾病的发生概率大大增加。

大腿愈粗，罹患心血管疾病的可能性就愈高，
建议有这样问题的女孩，要赶快加强腿部的运动练
习，也呼吁女孩们应该将大腿围纳入身材"第四
围"，多加留意。毕竟腿部消耗脂肪的速度比腰腹
要慢些，建议为自己制订一个长期的计划哦。

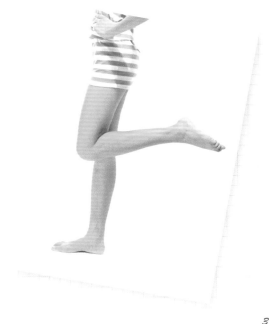

前后左右，三个动作全方位缩小腿围

修炼养眼的大腿也有它的特殊动作，有的放矢，让大腿变成你的头号管制目标。

动作一：侧转
专注瘦：大腿内外侧

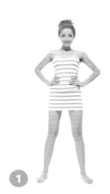

1 双脚自然站立，两手叉腰为准备姿势。这个练习有一定的韵律感，可以选一段音乐，数着拍子进行。

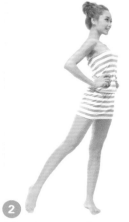

2 一脚脚跟尽量向上抬起，尽量使膝盖呈平角拉伸，此时你会感觉被拉伸的已经变成大腿后侧的肌肉了。

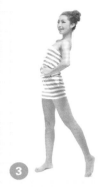

3 将动作2不限次数地练习两分钟后，再把两脚打开呈更远的距离，重复动作2的练习。

动作二：勾踢腿
专注瘦：大腿后侧

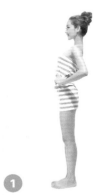

1 双脚自然站立，两手叉腰为准备姿势。这个练习有一定的韵律感，可以选一段音乐，数着拍子进行。

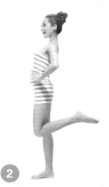

2 脚尖尽量向上勾起，同时抬起腿并尽量使膝盖呈直角弯曲，此时你会感觉被拉伸的已经变成大腿后侧的肌肉了。

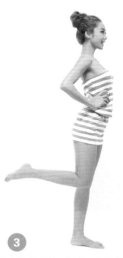

3 动作2保持两秒后，自然放松。换腿进行平行踢腿，尽量使腿与臀部垂直、与地面平行。这个动作能使小腿和大腿肌肉更匀称。

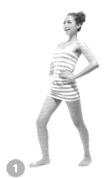

1 以最基础的弓字步为准备姿势，双手叉腰，保持脊背挺直。

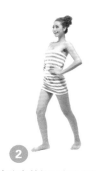

2 以右脚在前的弓字步为例，尽量使自己的上身下压，膝盖弯曲向前，这时你有这样的感觉：右腿大腿前侧的肌肉被拉紧，而左腿则是小腿后侧肌肉感觉紧绷比较明显。这就对了！双脚交替练习，每次结束一边脚的练习时需要站直，给腿部的肌肉休息时间，避免被拉伤。

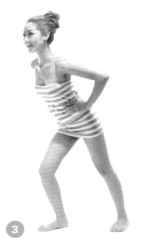

3 当你进行这个锻炼次数多了之后，两边腿的紧绷感都不再明显时，可以把下压的程度和频率加快，后脚脚跟抬起也没有关系，目标是在于锻炼大腿前侧的肌肉。

PART 4　减腿围的"三不该"

Don't
光站立无法瘦腿。

Don't
睡觉的腿不安分。

Don't
跷腿端坐也不安全。

平日的坐姿也与腿形有关，有些女孩确实注意到了坐姿，即便是跷着腿也要保持背挺直。但这里要告诉你：这样做并没有意义。跷腿能直接导致骨盆倾斜，大腿血液循环受阻，这无论对于瘦大腿还是对于女生生理健康来说都是没有好处的。

走路是纤腿的一大有效方法，每天尽量腾出30分钟的时间走路。走路时，背部挺直放松，将重心由腿移向脚尖，这样能增加大腿的活动量，令腿部更结实修长。
有些女生怕大腿粗壮，能站着就不会坐着。实际上长时间地站立也会造成下肢血液不易循环，久了不仅让大腿看起来肿肿的，严重的话还会造成静脉曲张。

我们都知道寝具太过柔软会使腰部下沉，睡久了会导致骨盆歪斜。所以有时睡睡木板床反而是件好事。
侧躺睡觉，会弯曲股关节、屈膝，长时间以这种姿势睡觉，容易造成臀部突出、骨盆歪斜，需知道骨盆歪斜，第一个影响的就是腿型的美观。想有美腿的美眉们也不可不提防。

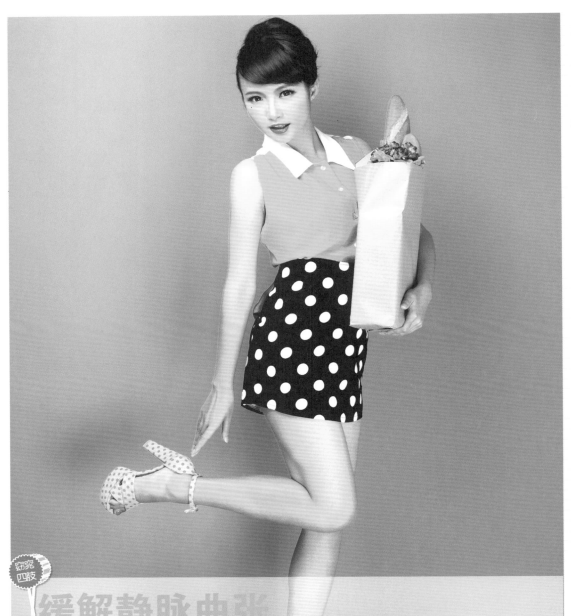

缓解静脉曲张，
从此告别"面包腿"

　　静脉曲张是一种常见且棘手的腿部困扰，不仅腿部浮肿疼痛、色素沉着，严重了还可能发生腿部局部血栓，严重威胁身体健康。需要久站的女生，如果你的腿部有静脉曲张的现象，一定要防患于未然。

　　静脉曲张是一种静脉回流血管发生的慢性病变，形成的主要原因是因长时间维持相同姿势，血液蓄积在下肢，在日积月累的情况下产生静脉压过高，造成血管曲张。首先是腿部皮肤冒出红色或蓝色的像是蜘蛛网的血管，或者像树瘤般的硬块结节，严重的话就是腿部肿胀难忍，又酸又痛，粗得像树桩，这就是我们常见的"面包腿"现象了。

静脉曲张导火索

■ 生理期是静脉曲张的高发期，特别是对于血液循环不畅、经常经痛的人。

■ 容易发生在教师、售货员、礼仪小姐等需要长时间站立的人身上。

■ 下肢长时间屈曲的状态，例如乘坐长途火车等。

■ 过胖人士，因为下肢需要支撑庞大的身躯，静脉压力增加。

PART 2　处处预防美腿变"面包"

电脑前

上网的时候很多人喜欢加一块坐垫垫高臀部，实际上最能预防腿部变粗的方式是不应该把腿垫高的，而是应该保持双脚踩地，臀部比膝盖稍微高一些，让下肢血液的回流没有阻碍。

课桌前

跷二郎腿是静脉曲张一个很大的诱因，久坐时应该经常伸直一下腿，绷直脚跟。同时要避免穿4厘米以上的高跟鞋久坐，这样会让你的小腿迅速变粗。

公车上

火车里、公车上，在狭窄的车厢座位里，我们伸展的空间很小。但最主要的是不能穿过紧的中筒、低筒袜子坐车，相反穿紧一些的连裤袜对静脉曲张有控制效果。如果穿着过紧的靴子，记得要松一下拉链和鞋带。

睡床上

在冬天，很多女生容易脚肿。那么在睡眠时你可以这么做：一是可以购买小型的电热垫，只垫在小腿处，保持小腿温暖就没有血液受阻的问题了；二是更换自己的睡衣，不推荐穿有塑臀效果的平角内裤，这样会大大影响睡眠时腿部的淋巴代谢，长期使用会让脚更容易肿。

商场里

走路、站得太久，疲劳的双腿腿围也会增大一圈。走远路的时候我们最好穿胶底鞋，同时迈步子要下意识重心往后，不要让膝盖受到太大的冲击。回家后泡10分钟热水澡，可以让双腿更纤细。

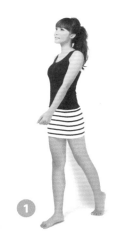

1

锻炼小腿肌肉。小腿肌肉是一个辅助血泵，能帮助淤积在下肢的静脉血泵回心脏，可缓解粗腿现象。当小腿长期缺乏运动，便失去了泵血这个功能，骑脚踏车、步行和游泳都有助强化小腿肌肉。

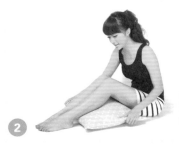

2

睡眠时，把双脚轻轻垫起，促进双脚血液流动，舒缓静脉的压力。

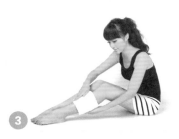

3

无论冬天还是夏天，腿部发生肿胀时最好热敷，不要用冰敷。热敷能促进腿部血液循环，增加血流速度，能极快地消除腿肿。

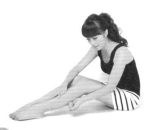

4

并不如坊间传闻的那样，捶打可以将腿部的脂肪打散并且分解。人手的捶打频率是不能将脂肪震碎的。但是捶打能有效地松弛紧张的肌肉，比"捏"、"按"、"刮"更有效，腿肿的时候不妨试一试。

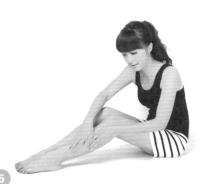
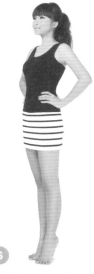

5

消除腿肿的按摩一定要从脚踝向大腿根部推按，依照血液回流的方向，从距离心脏最远的地方开始。方向对了，腿部的血液循环才能变好。

6

踮脚能有效防止静脉曲张。原因是人体下肢血液回流，最主要靠踮脚跟时双侧小腿后部肌肉的收缩挤压。小腿肌肉挤压的出血量大致相当于心脏的每搏排血量，因此当你久坐或者久站时，可有意识地踮踮脚。

PART 4 腿部消肿生活小常识

例假一来腿就肿？每次坐车腿也肿？如何有效控制恼人的"面包腿"？

■ 多吃生鲜蔬菜：可以将生蔬调制成沙拉，它们含有加固静脉壁的纤维。

■ 多保持左侧睡姿：朝左边侧睡可以降低骨盆腔经脉的压力。

■ 泡脚加精油：超过小腿肚的温水，加几滴茶树、罗勒或肉桂精油，能镇定酸痛的足部肌肉。

■ 少吃盐少吃咸：盐的摄入量过高会导致水肿。

■ 多抚摸勿拍打：抚摸更有利于双腿血液循环，千万别累了就捶腿。

■ 经期如何消腿肿：把双脚稍微垫高，用按摩滚轮慢慢从脚底往上推。

■ 经期勿轻易用药：经期腿肿时使用红花油等活血化淤药，会增加月经流量、延长经期。

PART 5 美腿超市

OTTO促进血液循环按摩裤

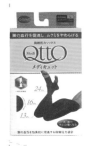

这种连身式的裤袜可以提供阶梯式的施压按摩，脚脖子24帕斯卡，腿肚16帕斯卡，大腿13帕斯卡，逐渐降低压力，就像一双隐形的手在帮你按摩双腿，促进血液循环，有效改善浮肿。

用法：在脚部有浮肿、酸痛时，穿上30分钟再脱下立刻就有舒缓的效果。洗澡之后穿，还有清脂纤腿的效果。

TUTUANNA瘦身中统袜

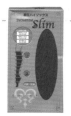

强压力设计，能强效收紧腿部赘肉，能即刻突出腿部的线条，也可以穿在容易水肿的腿上，避免浮肿发生。

用法：可以作为打底冬袜穿，能让腿看起来更细。生理期和睡觉时不能穿着。在腿部比较酸胀时，穿15分钟可以立即缓解。

TO-PLAN唐辛子树液脚底贴

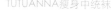

唐辛子能起到燃烧脂肪和毒素的作用，温感型的脚底贴能让你热乎乎地展开新的一天。

用法：首先将树液贴有字的一面贴在固定粘贴纸上，再将没有字的那一面贴在脚底。活力树液贴可以将体内废水吸收，白色的粉末也随之变色固化。在睡前使用效果最佳。

Shoes fit 脚尖前掌垫

这种内置型的袖珍鞋垫可以通过体温和压力自动进行自我变形，直到和脚部形状完全匹配为止。因为挤压感，所以能降低地面对脚的冲击力，有效防止腿肿，避免因长时间走路形成肌肉型粗腿。

用法：在穿高跟鞋时最适宜使用，在你需要久站的时候，放一片在鞋垫下面就可以抬高前脚掌，缓解肌肉劳损。

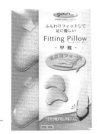

TO-PLAN脚底按摩盘

盘面上的玻璃球可以适当地刺激脚底穴位，排毒去水肿，还可以同时瘦身，一台两用。

用法：先一只脚踏上转盘，然后再踏上另一只脚，但不要在转盘上跳，或者转动它。每天看电视、看书、上网的时候都可以用。如果感觉足底刺激太大，也可以穿上袜子，效果相同。

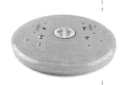

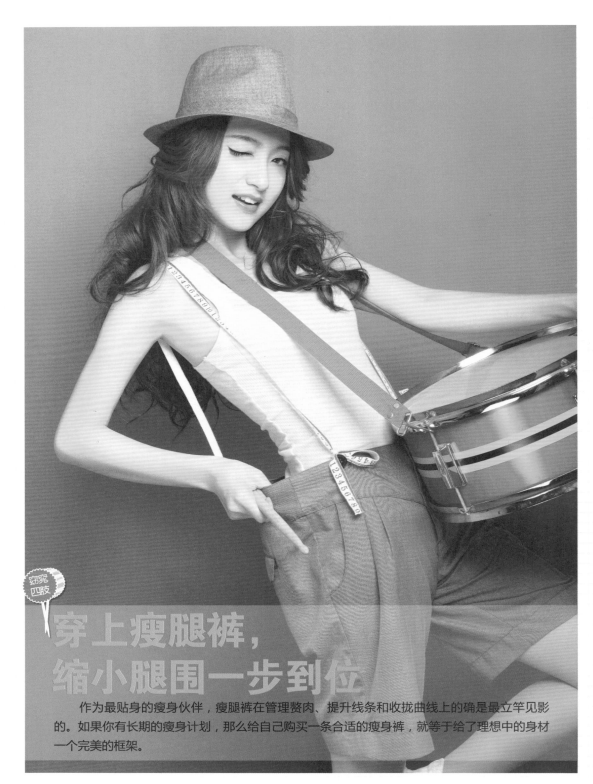

窈窕
四肢

穿上瘦腿裤,
缩小腿围一步到位

　　作为最贴身的瘦身伙伴,瘦腿裤在管理赘肉、提升线条和收拢曲线上的确是最立竿见影
的。如果你有长期的瘦身计划,那么给自己购买一条合适的瘦身裤,就等于给了理想中的身材
一个完美的框架。

PART 1

你需要依靠瘦腿裤减肥么?

如果你的节食计划已经足够缜密、运动量达标有余,但是却没能成功瘦腿,那么也许你正缺少了瘦腿裤的帮助。

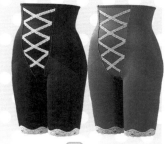

Voice 1

没有坚持锻炼的习惯,所以肌肉很容易松弛,即便没什么脂肪,肉也是松松的

瘦腿裤是最有用的物理支架,当然前提是它足够舒适。

Voice 2

从事一份需要久坐或者久站的工作

站姿和坐姿不对,导致脂肪分布在错误的地方。

Voice 3

常常感到全身或腿部莫名酸痛,属于易水肿体质

分阶段施压的瘦腿裤能帮助水分和血液回流到动脉和心脏。

Voice 4

身体上的肌肉比较少,所以忽胖忽瘦,容易反弹

全身大小肌肉就是天然的塑身网,肌肉少的人复胖非常快,体型忽胖忽瘦。

Voice 5

除了脂肪和赘肉,你还想解决一些其他的问题,例如臀部下垂、O形腿等

大部分瘦腿裤的作用都很全面,燃烧脂肪也兼具塑身功能。

 PART 2 正确穿上瘦腿裤

作为局部塑身衣,瘦腿裤也有正确的穿着方法。瘦腿裤可每日都穿,但方法正确很重要。

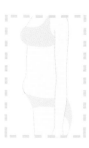

Before:
普通内裤没有塑身的作用,小腹赘肉依然是凸出的,不加管束容易产生更明显的腹部赘肉。

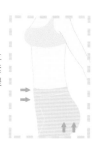

After:
瘦腿裤不仅能让大腿的赘肉变紧实,还有收腹提臀的作用。

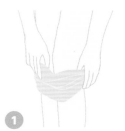

❶ 将瘦腿裤折起来,从小腿往上穿,确保膝盖以上的赘肉都向上提升。

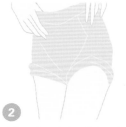

❷ 稍微吸腹,将瘦腿裤的腰部往上提,最好提到肚脐以上的位置。

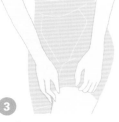

❸ 接着将裤管稍微往下拉,确保裆部舒适,不要过于紧贴。

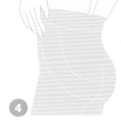

❹ 将手伸进瘦腿裤的臀部,将臀部赘肉往上提,如果瘦腿裤有臀线的话,应该让臀部的位置和臀线相符。

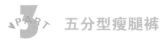

适合人群　1.大腿、胯部赘肉较明显，在行走的时候明显感到大腿赘肉在晃动。

　　　　　　2.久站久坐。

　　　　　　3.骨盆歪斜导致的腿部粗细不匀。

你需要它的三个瞬间

当你刚刚进行完腿部锻炼或者腿部按摩，腿部刚出过汗、非常紧致的时候，穿它2~3小时能更好地锁定减肥成果。

要在电脑前坐三四个小时，可以穿五分型瘦腿裤，将臀部赘肉往内拨，提气、收紧骨盆，这样能有效防止臀部因为久坐产生的外扩。

需要穿着紧身A型裙或者贴身布料的裤子时，穿上去就能避免赘肉晃动的丑态，而且还能有效避免汗湿的尴尬。

正确穿上五分型瘦腿裤

错误的穿法会让原本能起效的瘦腿裤变得紧绷难受

■ 穿瘦腿裤时，里面最好不穿或者穿上丝薄、无痕的低腰内裤，尽量不要穿有蕾丝、花边等比较臃肿的内裤。

■ 穿的时候最好是站姿，吸气，收腹，一边把瘦腿裤往上提，一边用手指将赘肉往上或往内拨。

■ 观察你所购买的瘦腿裤，依据它的廓形调整体脂和赘肉。例如，一件瘦腿裤外观上有明显的提臀的网线，你就必须把臀部的肉尽量都调整到网线的范围内。

瘦腿专家瞧这里

Karinpia女士美臀裤
能提托大腿根部的赘肉，立体凹凸交错编织法帮助你击败下半身肥胖。

Cogit骨盆塑身美型裤
强力呵护骨盆，大腿内侧X线裁缝技术，让你穿塑身裤的时候也能方便走动，让大腿内侧的脂肪消失不见。

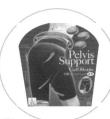

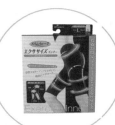

Taping Beauty Pants
塑身五分裤
裤子上的能量点能释放负离子和红外线，刺激新陈代谢，燃烧腹部和大腿的脂肪。

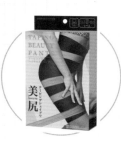

Slimwalk按摩消耗热量塑身裤
有瘦腿、收肚腩、拉升臀部的三重塑身功效，排汗快、干面料，怎么穿都不会有紧绷压抑的感觉。

PART 4

三分型瘦腿裤

适合人群 1.大腿根部较粗、臀部赘肉较明显。　　　　2.常常需要穿着牛仔裤的人。

3.骨盆歪斜导致的腿部粗细不匀。

4.常进行自行车锻炼却没有挑选到适合的运动内裤的人。

你需要它的三个瞬间

除了生理期时不能穿三分型瘦腿裤外，每天都可以穿着，三分型瘦腿裤可以搭配束腹一起穿，当然束腹连着短裤的连身款更能塑身。

当夜晚仰面而睡时，臀部需要支撑整个身体的重量，很容易变形，穿它可以维持大腿和臀部漂亮的线条。当然能睡觉穿着的瘦腿裤一定要是面料轻薄、没有支撑骨、不压迫腹部的才可以。

做完腿部吸脂手术后，穿瘦腿裤对塑造体型很有帮助，吸脂手术后皮肤会有一点松弛和吸走脂肪后出现的局部塌陷，穿瘦腿裤可以消除这些问题。

正确穿上三分型瘦腿裤

错误的穿法会让瘦腿裤的作用适得其反

■ 许多三分型的瘦腿裤采用裆部加棉设计，为的是不用减肥者再穿内裤，但是氨纶和尼龙面料是不利于排湿的，不能久穿。

■ 易使人发热、发汗的材质被运用到很多瘦腿裤的布料中，这种类型的短裤不能当内裤穿，只能穿1~2小时短暂起到发汗排毒的作用即可。

■ 腹部赘肉比较多的人，不能一下就适应紧缩的收腹裤口，但是为了瘦腿又不能挑选码数过大的裤型，因此选瘦腿裤应该以大腿腿围为参考标准，腹部赘肉比较多的人可以挑选自由前扣、魔鬼粘扣等可以自己调节裤头宽松的款式。

瘦腿专家瞧这里

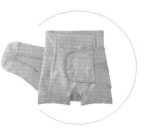

Nissen 收紧骨盆塑身裤
可以自己调整裤头的设计，轻松掌握塑身幅度，无支撑骨架，穿着的时候舒适自如。

Nissen千鸟格塑身短裤
拼接剪裁能引导赘肉和脂肪的分布，适合大腿根部就开始肥胖的以及臀部下垂的肥胖者。

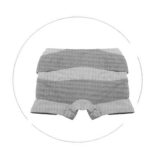

Peach John 睡眠用固定骨盆弹力提臀裤
外层带形设计有力防止臀部在睡觉的时候外扩，提臀弧线能牢牢托起臀部，收紧大腿的线条。

美的科学美臀短裤
能提高体温的材质，帮助人体利用氧离子分解脂肪，可以在运动的时候穿。

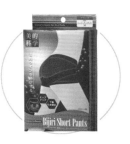

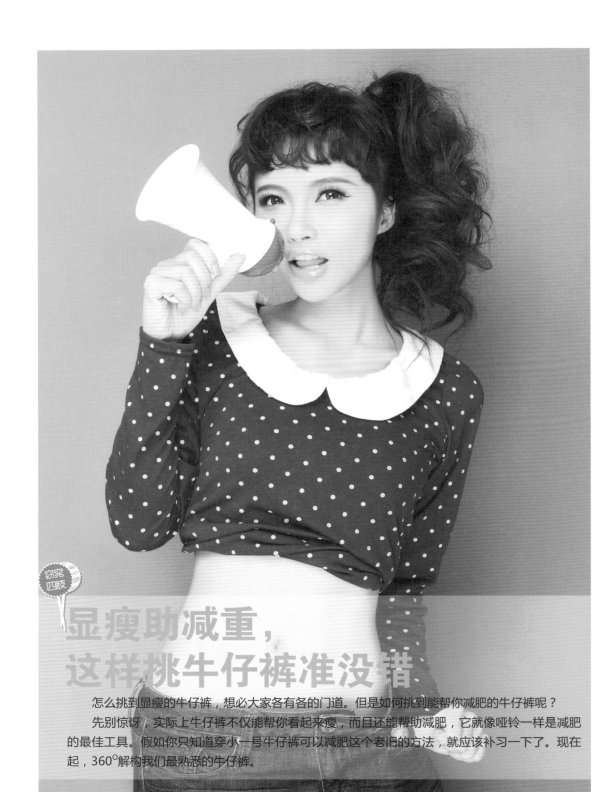

窈窕四肢

显瘦助减重，
这样挑牛仔裤准没错

怎么挑到显瘦的牛仔裤，想必大家各有各的门道。但是如何挑到能帮你减肥的牛仔裤呢？

先别惊讶，实际上牛仔裤不仅能帮你看起来瘦，而且还能帮助减肥，它就像哑铃一样是减肥的最佳工具。假如你只知道穿小一号牛仔裤可以减肥这个老旧的方法，就应该补习一下了。现在起，360°解构我们最熟悉的牛仔裤。

PART 1　减肥牛仔裤必需具备的四大要素

挑好牛仔裤不仅关系到穿着漂亮，正确的、适合自己的牛仔裤还有助修型，甚至能帮助偏胖的女孩子重拾减肥信心。天天量腰围谁也做不到，但是一条牛仔裤却可以提醒你坚持下去。

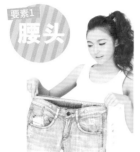

要素1 腰头

腰头不等于腰围，赶快抹掉脑海里"穿小一号牛仔裤可以帮助自己减肥"的想法。

要看这条牛仔裤能不能帮助你越穿越瘦，关键在于你选择低腰、中腰还是高腰。

肚腩明显的体型最好选中腰裤，它可以时刻提醒你提气收腹。买牛仔裤，你可以不卡着腰买裤，3厘米左右的富余能够让你的牛仔裤正好吊在髋骨上，就像你看到CK广告的模特一样性感。低腰裤不适合减肥的原因是：当你坐下时，紧勒的裤头正好卡在肚腩的下方，使肚腩越来越明显。

结论：试穿时，蹲下并从镜子里观察自己的背后，如果臀部露出大半或腹部出现三条以上横肉就说明该牛仔裤的裤腰太低或尺码太大了。这样的牛仔裤不利于减肥。

中腰裤较适宜

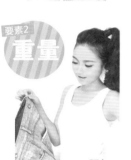

要素2 重量

很多女生都在腰部以下臀部以上有难看的"仔裤纹"——这是因为长期穿布料结实的牛仔裤留下的褶痕。臀部较胖，并且有松弛下垂现象的体型不宜穿重量太重的牛仔裤，它会像一个沉重的累赘使你的臀部下垂。

太多的铆钉、拉链、口袋……为了减肥，放弃这些增加重量的耍酷设计吧。

结论：牛仔裤的重量以磅数计，磅数越多的牛仔裤越结实耐磨。可是对女生娇嫩的皮肤却不是一件好事。

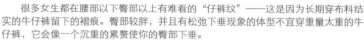
不要选择有太多金属配件的牛仔裤

要素3 弹性

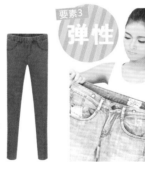

双腿比较匀称的女生喜欢穿高弹牛仔裤，我们有必要把这个偏爱也向肥胖的女生推广。

高弹牛仔裤能像水泵一样对腿部肌肉施加压力和束缚，让你明显感到松紧的变化，对减肥是种最好的激励！

从健康角度考虑，只要选择莱卡面料的、弹性的质地，既贴合身材又较为舒适。

结论：在长途旅行或者需要坐很长时间的情况下，一定要选择弹性面料的牛仔裤，它可以防止水肿，避免小粗腿出现。

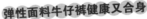
弹性面料牛仔裤健康又合身

上窄下宽的喇叭裤、上宽下窄的铅笔裤，还有上下一致的直筒裤，哪个穿起来更能管束赘肉？答案是铅笔裤。

锥形的铅笔裤可以消除粗腿的不自信，在大腿处就很宽松的版型，膝盖以下则是紧身的，铅笔裤丝毫不影响血液循环，即使步行很久，腿部也不会感到酸胀不适。

结论：天天量腿围？谁也做不到。但铅笔裤就可以帮你代劳！你需要一条对腿围变化非常敏感的裤子提醒你：该运动了，还是该少吃点垃圾食品？

锥形铅笔裤贴身又健康

要素4 裤管

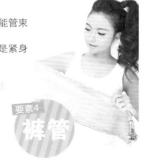

牛仔裤居然也是好身材的杀手？没错！根据一项调查显示：57%的女生一周至少有四天穿着牛仔裤。如果你的贴身牛仔裤居然是脂肪的帮手，减肥成功一定是遥不可及的奢望了。

查封目标　一件低腰牛仔裤

查封理由：穿着超低腰的牛仔裤虽然露出小蛮腰好性感，但是医生提醒：低腰裤也有底线！

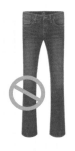
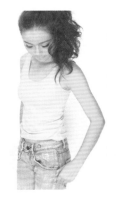

阴毛的上缘称为"比基尼线"，裤腰如果越接近比基尼线，越容易导致腰部的脂肪位移。超低腰牛仔裤挤压式的穿法，很容易让骨盆腔以上、耻骨以下腹腔部位的血液循环变差，出现便秘等症状。

超低腰牛仔裤穿久了，容易导致脂肪往上位移，造成游泳圈上身。因为低腰裤是卡在小腹上面，靠近骨头附近，裤子没有卡住腹部，所以常常是腰围已经增加了，自己却还浑然不知。

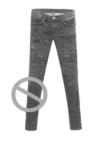
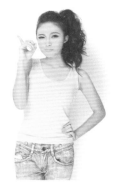

查封目标　一件立体有型的厚牛仔裤

查封理由：有的裤子很重很硬，是因为刷了过厚的浆，这样的裤子穿起来会使臀部下垂。

穿着粗糙如帆布的裤子会使你的膝盖或者臀部都出现因摩擦产生的淤黑。

如果你买的裤子布料比较粗硬，可以在第一次穿之前用食盐和醋浸泡一个晚上，食盐防止掉色，醋让裤子变软。柔软舒适的裤子才会让你没有拘束。

查封目标　一件夹裆牛仔裤

查封理由：很多女生会以为腰围不窄就是合体，实际上裆部也是个需要特别注意的地方。

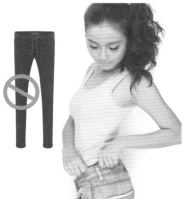

过紧的裆部不仅不利于我们女生的生理健康，从减肥的角度而言，它更严重地影响到淋巴循环。

腿部的淋巴枢纽就集中在大腿根部，如果在那里添堵，对减肥肯定是有不利影响的，所以裆部特别紧的牛仔裤应该及早打进冷宫。

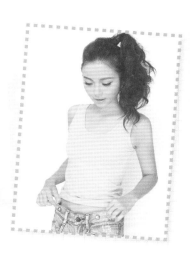

搭配内裤小方法

一条厚重的牛仔裤再加上一条宽腰带，试想你还有希望变成小翘臀吗？

长年穿牛仔裤，特别不是轻薄布料的，一定要给自己搭配一款平角包臀的内裤，这样的内裤有提臀的作用，不至于你成全了细腿，又换来了松弛的臀部。

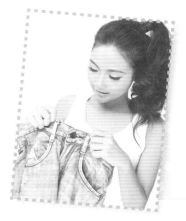

巧改裤头

买到新的裤子，有的女生总是抱怨：唉，裤管明明是合适的，可惜裤头太宽，又要改小了。

实际上，这样改后的牛仔裤恰恰是最减肥的裤型。对于粗腿的女生而言，因为裤管太窄，可能没有办法穿下26码的裤子，相反的，27码的牛仔裤就非常适合她，只需改小一下裤头。因为过度紧勒的裤管能使腿部浮肿，特别在坐下的时候，它只会使你的腿部像莲藕一样难看。

"养牛"有助减肥

最近流行的"养牛"，提倡的是牛仔裤只穿不洗，让牛仔裤穿出自然的旧感和褶皱。从减肥的角度看，我们不提倡牛仔裤常常洗，因为洗涤剂会让牛仔裤变硬，又因为吊晒的方式不对，已经走形的牛仔裤就像个歪曲的模具，使我们的身材也逐渐走形。

牛仔裤最重要的部位就是腰臀部，如果这个地方已经严重变形，这样的牛仔裤穿起来非但不美观，还影响身材。

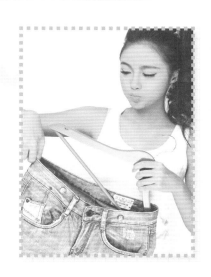

PART 4

美味瘦身

美食并不是减肥的敌人，只要吃的合适，既可以享受美食也能瘦下来。

反式脂肪危害大，代餐食品正流行，

你需要注意各种当下最热门的瘦身饮食动向。

窈窕美女未必要忍饥挨饿接受素食，

会减肥的美女不会让自己的肠胃吃亏。

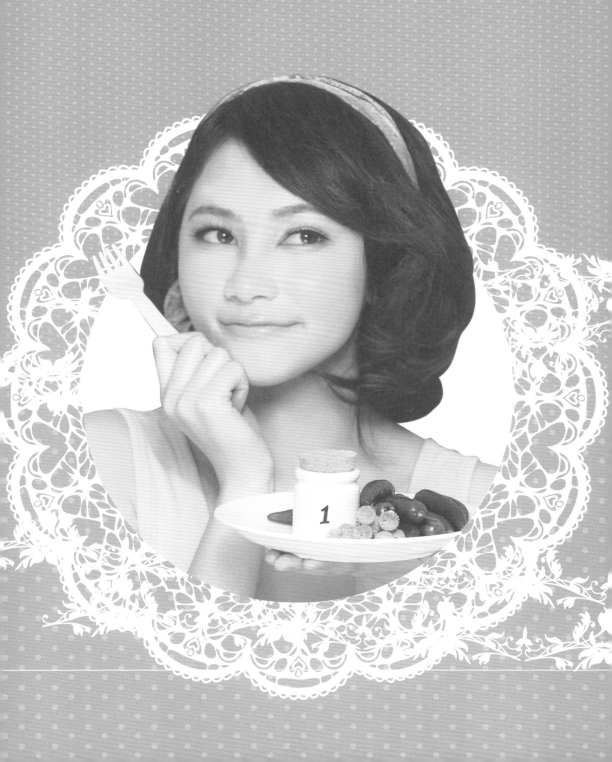

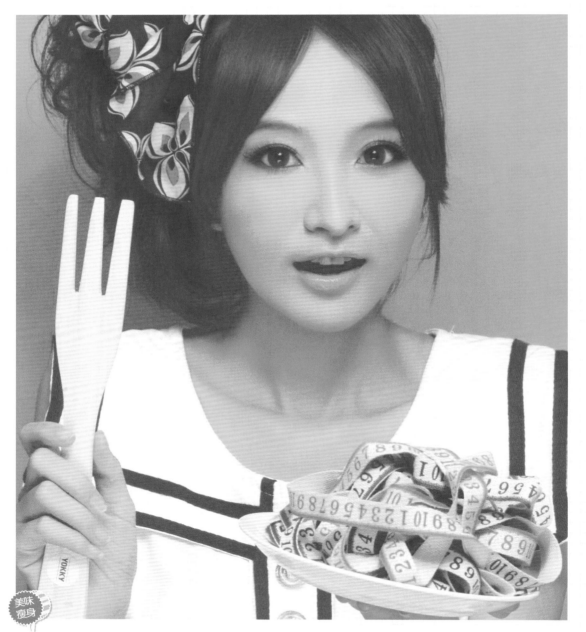

代餐食品抵抗空腹感和冒酸症

　　不能不说，我们有足够的毅力抵挡美食的诱惑，但是一旦肚子空空时，总有一股失落感袭来，让人招架不住，不得不吃点什么。空腹感到底是一种什么样的身体指令？是胃酸分泌过度还是营养不够？我们平常说的"吃点东西垫垫饥"，到底什么样的食物才能消除空腹感又不至于令人发胖呢？对抗空腹感，不要蛮干无谋，我们要群策群力！

空腹感到底是一种什么样的身体指令？

节食失败的最大原因就是无法战胜"空腹感"，那么什么才是真正的空腹感呢？

1.血糖降低引起的空腹感（真空腹感）

久不进食或者食物油脂、营养含量不足会导致血糖降低，而且低血糖体质的人也容易有空腹感。

3.疲倦或情绪不稳，造成的空腹感（假性空腹感）

身体过于劳累或情绪不稳定的时候，都会形成假性空腹感，这时你并不是真正的饥饿了，而是需要食物和强烈的饱足感去填补劳累和空虚。

2.胃酸分泌过多引起的空腹感（真空腹感）

因为患有慢性胃病、精神压力大及依赖咖啡、茶和辣椒等刺激性饮品和食物的人，易产生因刺激胃酸分泌而造成的空腹感。

4.某种食物饱食后引起的空腹感（假性空腹感）

饮酒、喝过量茶和咖啡后都会突然间食欲暴涨，因为这些饮料都会扩张血管，血糖下降再加上身体冷，就会觉得肚子空空，非常想吃东西。

四个容易出现空腹感的关键期

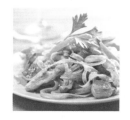
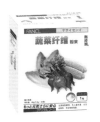
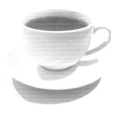
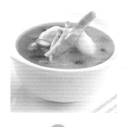

①

不吃早餐使人在午饭时出现强烈的空腹感

吃能在胃中消磨比较长时间的早餐，能避免午餐"因为太饿"就吃下太多的食物。黏稠性、易消化食物对胃来说排空性较慢，应该选择这一类的食物，例如五谷粥、粗粮面条等。

②

缺乏某种维生素和矿物质时容易长时间出现空腹感

人类的身体本来就有"缺哪补哪"的自我调整功能，缺少糖分时就会想吃甜的食物，缺少盐分时就会想吃咸的东西，缺少维生素C时就会想吃酸的东西。如果你总感觉自己吃也吃不饱，这就有可能是"维生素和矿物质不足型空腹感"，应该向医生咨询，考虑为自己补充一些复合营养片剂。

③

生理排泄后的空腹感

"上完厕所后居然更想吃零食？""上完厕所马上吃了一个汉堡！"这类反应并不奇怪，肠道清空后人的确变得更加饥饿和想吃东西，这时候只需要马上喝一杯热水就可以缓解这种空腹感了。

④

剧烈运动过后的空腹感

运动过后水分流失，口干舌燥，肌肉酸痛，萌生想吃甜食的渴望，这是空腹感袭来的前兆。不少人运动过后忍不住大吃一顿，正是这个原因。运动后最好吃些咸味的素性流食，例如，蔬菜汤、鱼虾汤或者是咸味的果蔬汁，因为这些食物能补充人体所失的盐分，味道和感受都接近一顿正餐，对又累又渴的身体抚慰效果比较强。

2 选择代餐食品，消除空腹感

代餐食品，顾名思义就是合理取代三餐的替代食物，它们含有三餐所需的维生素和营养物质，以低热量、低脂肪的特点，帮助需要减肥的人合理地控制食欲，在一日三餐中替换正餐或者供减肥人士在饥饿的时候食用。

这样的人更需要代餐食品

- ■ 预备长期节食，但担心自己由于节食会产生营养不良问题的人。
- ■ 除三餐以外，食欲也非常好的人。
- ■ 患有胃病，一日三餐都必须准时吃却又想保持体重的人。
- ■ 节食时容易出现贫血、头晕、低血糖的人。

减肥的人都想知道的代餐食品单

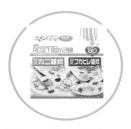

朝日Asahi80kcal豆乳+海鲜粥

高蛋白质的代餐套餐，热量仅仅为320焦耳，所含丰富食物纤维让你具有强烈满足感。

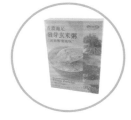

Mildura 发芽玄米粥

采用发芽玄米、燕麦等七种天然壳粮及豆类，再搭配鲜甜的蔬菜，每碗只含约400焦耳热量，全植物性营养配方有效控制体重。

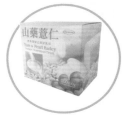

Mildura 山药薏仁即溶饮品

山药中的黏蛋白特殊成分能帮助人体维持健康。该饮品含有消化酵素与纤维素，是一款可帮助减肥、促进消化的环保代餐饮品。

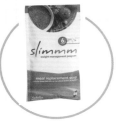

Slimmm替餐汤（牛肉蔬菜味）

每一小袋均含有科学配制的蛋白质、脂肪、纤维、维生素和矿物质组合，美味的牛肉蔬菜味替餐汤可帮助你达到瘦身目标。

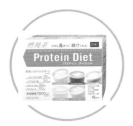

DHC ProtainDiet速攻减肥代餐饮料

这袋代餐饮料拥有每餐必要的蛋白质、22种维生素和矿物质等，同时还拥有Q10辅酶、多酚、食物纤维等配合成的健康瘦身成分，五种口味，是一款能给身体提供充沛营养的代餐减肥饮料。

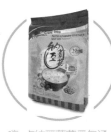

嗨e点纳豆蕈菇元气汤

含高丽菜、红萝卜等高纤维蔬菜精华，添加多种蕈菇调制而成，汤鲜味美，在节食期间帮你迅速补充体力和元气。

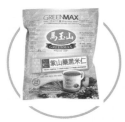

马玉山紫山药黑米仁

零反式脂肪酸，含紫山药膳食纤维和维生素A、维生素B₁、维生素B₂、维生素E等，可促进新陈代谢，增强体力，改善体质，做好体内环保。

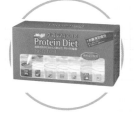

明治ProtainDiet减肥代餐蛋白粉

抽取天然昆布中的成分，略带甜味可以控制血糖浓度，让人食用后有充分的满腹感，有可可牛奶、香浓香草、焦糖牛奶等7种口味，一餐已经含有11种维生素和三种矿物质，足够人体每天对营养的需求量。

一周代餐食品行事历

按常理来说，我们不鼓励减肥的人吃零食。但是对于胃酸分泌过多的人来说，零食无疑能对胃酸起到连消带打的作用。忙碌的现代人依赖咖啡，精神压力大，导致了她们之中大部分人都有胃酸分泌过多的问题，一些专注研究健康食品的品牌也推出了这样的一些健康零食，适合忙碌的现代人及时消灭胃酸。

周一	周二	周三	周四	周五	周六	周日
代下午茶	代早餐	代早餐	代早餐 代午餐	代晚餐	代午餐 代晚餐	正常饮食
周一工作忙，为保持干劲十足，在下午茶的时候最好喝一杯代餐饮料。	感觉前一天晚上吃撑了，第二天的早晨最好只喝一碗代餐粥，清理肠胃。	要用脑的上班族和学生，挑选代早餐的食物时一定要选择含有帮助集中注意力功效的豆类食品。	工作逐渐放松的周四可以考虑一天三餐有两餐吃代餐，再外加一点含维生素C的水果。	一周的最后一天往往最为繁忙，补充一日营养的午餐不能用代餐，可以在晚上用代餐。	一周内选择周六作为体内环保日，选择高纤维的代餐粥，外加水煮青菜，三餐相同，帮助体内循环排泄。	周日要喝大量的开水，帮助周六清体的举措进一步得到巩固。恢复正常饮食，为周一工作蓄充体力和能量。

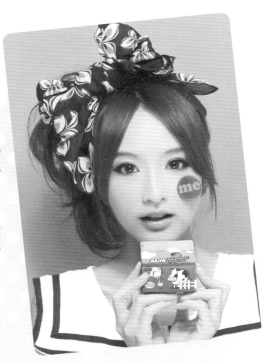

超爱代餐食物也不能做的错误做法

一日三餐全部食用代餐食品

虽然每种代餐食品的说明上都一再声明每袋已经含有一日所需的营养，但代餐食品的热量少得可怜，低热量的成分是无论如何也达不到正常成人的一日所需的。

把代餐食品当零食

无论是代餐饮料、代餐粥还是代餐汤，都能带来比一般零食要强烈的饱腹感，假如把它们当零食，你的生理钟会渐渐疏忽正餐的时间，反而影响了正餐的食欲。

把代餐食品当减肥餐

经过营养学专家和医生考量身体状况得出结论：减肥餐可以每日吃、天天吃，而代餐食品是为大众而研制的，缺少了对个体的针对性，最好不要天天吃，也不要迷信同一个品牌，长时间地吃代餐。

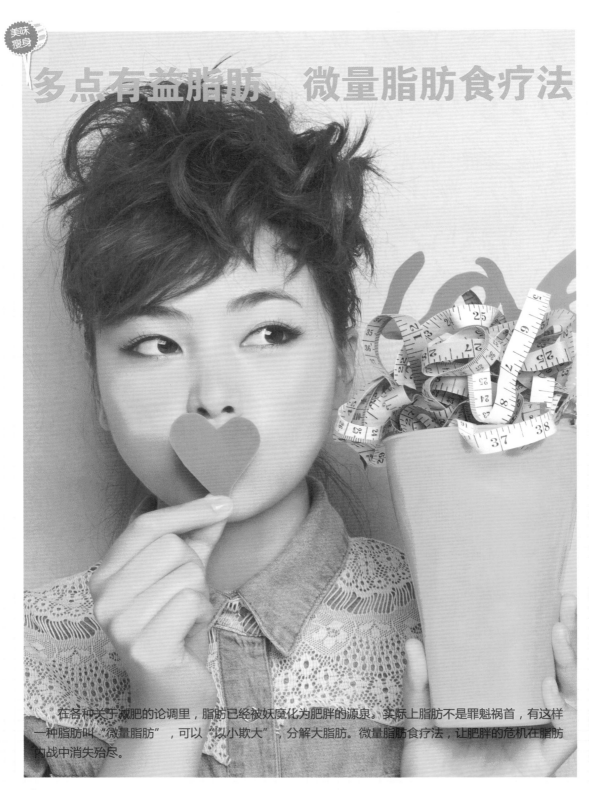

多点有益脂肪，微量脂肪食疗法

在各种关于减肥的论调里，脂肪已经被妖魔化为肥胖的源泉。实际上脂肪不是罪魁祸首，有这样一种脂肪叫"微量脂肪"，可以"以小欺大"，分解大脂肪。微量脂肪食疗法，让肥胖的危机在脂肪内战中消失殆尽。

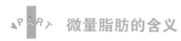# 微量脂肪的含义

微量脂肪——指的是脂肪含量在营养构成中所占比例，低于10%左右即达到微量的要求。

微量脂肪能满足身体对脂肪的需求，也因为含量甚微不会导致肥胖。含有微量脂肪的食物多数能提供不饱和脂肪酸、碳水化合物和足够的膳食纤维，是极好的减肥食物。

为了苗条，减肥的人们往往忍痛选择将脂肪从饮食中剔除，常年与脱脂牛奶、植物油、低脂雪糕为伴的无脂饮食已经慢慢将身体拖垮。多点有益的脂肪，微量脂肪减肥法会成为她们最好的减肥方案。

四种微量脂肪对身体有益

A.茶类脂肪

茶类脂肪被称为世界上最好的微量脂肪

茶叶里也含有脂肪，虽然在含量上仍属"小众"，但这种难得的茶类脂肪被称为是"世界上最好的健康脂肪"。据说，奥巴马夫人每天都要喝一杯绿茶、一杯红茶和一杯乌龙茶，就是为了让身体吸收不同的茶类脂肪。茶类脂肪属于微量脂肪，绿茶和红茶中茶类微量脂肪的含量一般不超过3%，砖茶中茶类微量脂肪的含量在8%左右，菊花茶中含有的微量脂肪含量仅为0.9%。

茶中的脂肪含量虽然少，但却物以稀为贵，它提供的脂类脂肪酸是亚油酸和亚麻酸，为人体必需的脂肪酸，这些脂肪酸也是人体自身不能合成，必须由食物提供的。减肥的人缺乏脂肪酸，而喝这些茶就能很好地补充营养。

获取茶里的微量脂肪

① 乌龙茶因为属于半发酵茶，所以其中脂肪含量比红茶、绿茶略高。乌龙茶中含有的微量脂肪可以"以脂解脂"，当食物太油腻时，最好能够饮用乌龙茶，这样不但有饱腹感，还可以去除油腻。

② 不要用保温杯泡茶，茶叶长时间浸泡于高温水中，会降低茶叶里微量脂肪的减肥功效。

③ 在众多含有微量脂肪的茶中，尤其向减肥者推荐脂肪含量最高的砖茶，长期饮用砖茶，能够帮助消化，有效促进调节人体新陈代谢。黄茶、黑茶、清茶、白茶、红茶的"小脂"能促进大脂肪食物的消化吸收，应根据自己的体质搭配这些茶叶。

B.酱油脂肪

酱油是一种很棒的低脂肪蛋白食物

尤其对于那些努力想减去饱和脂肪的人，吃适量的由大豆制成的酱油比起吃高脂肪的动物蛋白，酱油仍算是一种健康食物。

在制作减肥餐时，酱油是盐最好的替身。酱油分为酿造酱油和配制酱油两大类，尤其是酿造酱油对减肥最有利。酿造酱油是以大豆、小麦、麸皮等为原料发酵制成的；配制酱油是以酿造酱油为主，加调味液、食品添加剂等配制而成的。减肥追求"无添加"，从这个出发点来看，自然以没有食品添加剂的酿造酱油为佳。

获取酱油里的微量脂肪

① 钠，是减肥大敌。选购减肥餐的配料，在货架前犹豫不决的你应尽量选择低钠酱油。含每NaCl在100mL/10g以下，低于国家100mL/17g～100mL/20g标准的低钠酱油，不失咸味和酱油风味。

② 如果你属于雌激素水平较低的体质（症状如月经失调、每天潮热症状频繁等），吃酱油可以帮你获得植物雌激素。另外，这里有一个减肥者感兴趣的等式：用少量酱油所达到的抑制自由基的效果=一杯红葡萄酒的抑制自由基的效果。

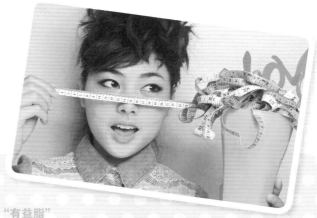

C.木耳脂肪

木耳脂肪是一种能起到搬运工作用的"有益脂"

相比能"以脂解脂"的茶类脂肪和补充营养的酱油脂肪，木耳脂肪是一种能起到搬运工作用的"有益脂"。

无论是黑木耳还是白木耳，其中的微量脂肪都能参与身体的排毒工作，每周吃一次木耳，就能把残留在人体消化系统内的灰尘、杂质集中吸附起来排出体外，从而起到清涤胃肠的作用。

获取木耳里的微量脂肪

① 时下流行的减肥木耳粉，在制作的过程中脂肪含量会比新鲜木耳有所增加，不便吃新鲜木耳的话可以考虑将木耳粉冲饮服用。

② 木耳脂肪是"铁"的"搬运工"，木耳是食品中含铁量较高的食物之一，比肉类更高达100倍之多，在生理期厂14天内吃木耳补铁，一来是正应了失血缺铁之需，二来是此时身体进入到了"减肥高速期"，木耳脂肪能运送更多的体内脂肪进入血液代谢，这无疑是雪中送炭。

D.麦芽脂肪

麦芽脂肪能控制食量

麦芽脂肪和酱油脂肪一样，是减肥者补充营养的安全来源。

倘若你对甜味食品"藕断丝连"，可以选择以"麦芽糖醇"作为调味剂的产品，麦芽糖醇是甜味剂中的"老顽固"，在人体内很难被消化代谢，是很好的低能量甜味剂。在选购豆浆和牛奶制品时，需要减肥的人可以向"麦芽糖醇"下手，麦芽糖醇不仅热量低，而且与高脂食品同食时，它也能抑制脂肪在人体中的贮存。

获取麦芽里的微量脂肪

① 麦芽里的微量脂肪和牛奶或豆浆中的脂肪能有效抑制进食，在牛奶或豆浆中加入5克麦芽粉混匀，适合食欲强，以及很难控制食量的减肥MM。

② 要吃到麦芽里的微量脂肪并不难，麦芽粉是目前在欧美和日本女性中最流行的营养补充剂，能给人体提供丰富的膳食纤维，有效减肥。

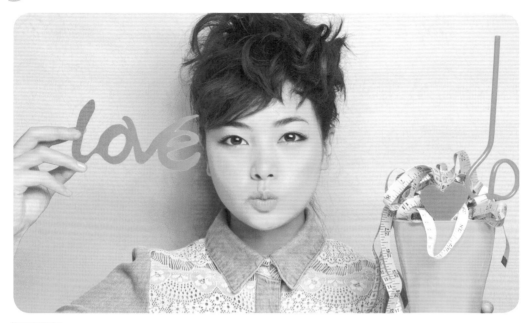

替代法

利用相似的微量脂肪食物替代高脂肪食物

减肥是一种自我欺骗，在想满足口腹之欲的需求下，可以用相似的微量脂肪食物替代高脂肪食物。这"取而代之"的过程，自然让你少了几分变胖的危机。

替你拿主意！ 芝麻酱、花生酱、沙拉酱、沙茶酱是热量较高的四种酱类。你可以利用微量脂肪酱（番茄酱或者酱油）来代替以上几种酱，减少致胖因素。

搭配法

微量脂肪食物对高脂肪食物能"以小欺大"

低脂食物对高脂食物都具有消解作用，这种"以小欺大"的战术在很多时候都非常管用。

替你拿主意！ 脂肪含量高的含人造黄油食物（例如西式奶油蛋糕、蛋黄派等）、巧克力、薯片、果仁等，如果食用的同时搭配微量脂肪茶，基本就可以消解30%以上的反式脂肪酸。

转移法

微量脂肪食物能使脂肪的位置大转移

脂肪的位置比脂肪的多少更重要，有些脂肪的位置是非常危险的。靠近肝脏和其他腹腔器官的脂肪堆积最为可怕。它们可以以极快的速度通过血液流向肝脏，直接注入脂肪酸，危及肝脏在血液中控制胰岛素的能力，造成新陈代谢紊乱，让肥胖变得不可遏止。 这时，微量脂肪食物就发挥了极出色的作用，尤其是控制腹部肥胖（腹部脏器脂肪），对它来说是十拿九稳的战役。

替你拿主意！ 久坐，使腹部脏器囤积脂肪，正处于这类生活状态的女生要注意多摄食微量脂肪食物，对于她们而言，最好的是黑茶和含硒丰富的麦芽（硒元素最助消除腹部肥胖）。

减肥辅食当道，代餐粥替餐法

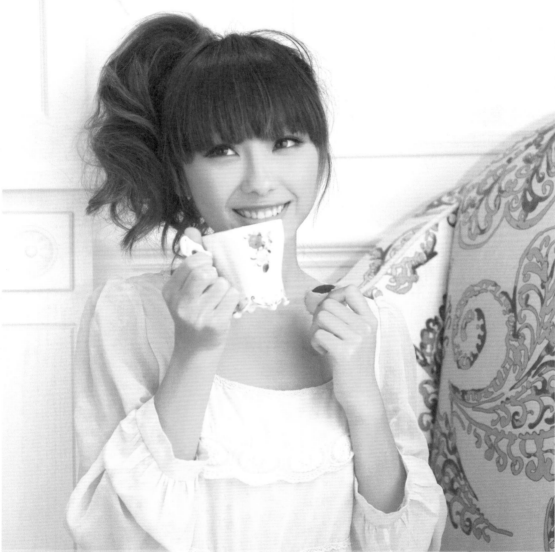

　　现代人忙到进食的时间只剩开袋的几秒种，而减肥的人更喜欢吃一些流质食物，所以代餐粥在日本和中国台湾顿时以一传十、十传百的速度走红了，DHC 、朝日Asahi、明治等一些大牌也迅速地推出自家品牌的代餐粥。它们普遍含有三餐所需的维生素和营养物质，以低热量、低脂肪的特点，帮助需要减肥的人合理地控制饮食，在一日三餐中替换正餐或者在饥饿的时候食用。

PART 1 这样的人最需要健康的替餐食品

■ 因为节食存在营养不良、贫血、乏力、晕眩、脱发等情况。

■ 不喜欢单纯的谷物类代餐棒，或者认为它们压根不管用。

■ 因为工作繁忙，没有足够的时间为自己制作减肥营养餐。

■ 尝试多次，都无法摆脱粥、粉、面、米主食的人。

■ 患有肠胃疾病，例如慢性胃炎等，不能单纯以水果、蔬菜等生冷食品瘦下来的人。

■ 食量大，或者刚处在减肥初期，还不能很好地管住自己嘴巴的阶段。

PART 2 三种代餐粥如何综合运用

减肥起始阶段

下定决心想瘦下来、各种减肥运动计划刚启动的时候。

减肥攻坚阶段

体重开始慢慢下降，觉得身体最疲乏，开始觉得难以坚持的时候。

成果维持阶段

减肥成功！你要做的仅仅是维持这个成果的时候。

仿味型代餐粥——先哄骗肠胃，戒掉糖、咸、煎、炸等食物。

辅食型代餐粥——补充必需营养，可以自己加青菜和蛋类，刻意地避免高脂肪肉类。

养生型代餐粥——减肥后期补充营养，不要让身体太虚，这个阶段也可以吃仿味型代餐粥。

宜代早餐或者晚餐。

宜代晚餐、早餐和午餐可以照常饮食，多加注意即可。

宜代晚餐和宵夜。

对号入座，选择最适合你的代餐粥类型

A 仿味型代餐粥

适合：不减轻体重，只希望维持体重的人

除了添加一般代餐粥都含有的大米、糙米、食物纤维成分之外，仿味型代餐粥主要的还是通过添加增味剂模拟牛肉、咖喱等热量较高的食物的味道，能让减肥者在维持体重之余也满足口味上的喜好。

在刚刚减肥的起步阶段，欺骗味觉的确是能满足到口腹之欲的，可以减少一些舍弃美食的痛苦。当然增味剂这类添加剂也是有一定热量的，在减肥的进程中可以慢慢地放弃仿味型代餐粥，选择更专业的代餐食品。

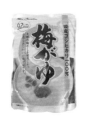

低热量梅干饭
梅干配饭，酸溜溜的滋味能安抚寒冷的胃部，低热量饮食不会增加你的肥胖负担。

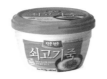

韩国东远牛肉粥
香喷喷的牛肉饭能极大地满足肠胃，每碗所含热量不超过800焦耳，即使当宵夜吃也不会有发胖危险。

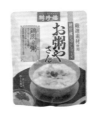

聘珍楼鸡肉粥
浓浓鸡汤粥，每包都含有蛋白质、钠和碳水化合物，一包仅仅只含412焦耳热量，每餐控制脂肪摄入量。

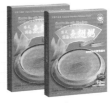

一吉膳港式顶汤鱼翅粥
采用台湾有机米，温热的开水就能泡开，不含任何防腐剂，保证人体有充足的热能。

B 养生型代餐粥

适合：体质虚弱或减肥易出现营养不良、贫血症状的人

无论是节食还是运动，减肥途径都要做到消耗大于摄入，但是对于体质虚弱的人来说，消耗大于摄入又是一个"自杀"的过程。为了适合这部分人的需要，代餐潮又吹起了养生风，它们开始将一些Q10辅酶及玻尿酸、各种氨基酸、大豆异黄酮等有益元素添加进代餐粥里，主攻人群是体质虚弱以及工作繁忙、希望通过食物补充精力但又能兼顾减肥的职业人群。

养生型代餐粥普遍不追求低热量，它的卖点是养生食材和健康高纤维，是唯一一种可以长期食用的代餐粥。仿味型和辅食型代餐粥都是只能阶段型食用，长期吃对人体健康并不是件好事。

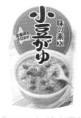

Ajinomoto味之素红豆粥
清理肠胃的营养红豆粥只需要五分钟就可以泡开，一包仅含440焦耳热量，补血营养，减肥的人一日三餐都可以食用。

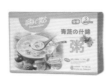

嗨e点青蔬什锦粥
使用菠菜、芋头、高丽菜、玉米、胡萝卜、芹菜等多种有利减肥的蔬菜配方，不加糖，只用少许冰糖提味，专为减肥和素食者调制。

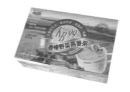

肯宝香桩野菜燕麦粥
含黑豆、荞麦等十种有机谷类，可溶性膳食纤维的荷兰菊苣根及有机香椿能优化肠道健康并提升精力，帮助减肥的人保肝补血，缓解营养不良的症状。

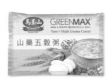

马玉山山药五谷粥
使用了糙米、薏仁、高粱米等作为主要的粥米材料，养胃的山药滋养肠胃，无添油、零胆固醇，每包仅仅只含564焦耳热量，专为减肥体虚的人调制。

适合：体重减少在10千克以上以及正在进行严格节食减肥计划的人

　　辅食型代餐粥，顾名思义就是为严格减肥计划起辅助作用的，它们一般都对热量进行严格的控制，不含或只含极低的热量。除了精白米做粥的原料之外，其余元素均根据人体所需进行营养搭配，维生素和矿物质的含量都按人体每日需求设计，在人不摄取其他食物的时候仍然能满足生理需要。

　　当然在美味程度上，辅食型代餐粥是不如仿味型和养生型代餐粥的，其口感比较清淡，吃完之后满足感也没有那么强烈，但如果你的减肥计划比较严苛，辅食型代餐粥会更加专业一些。

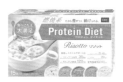 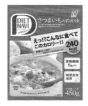 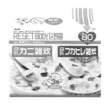 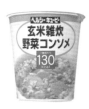

DHC Protein Diet 燃脂减肥营养粥

选择发芽玄米熬粥，以大豆蛋白质为基础的减肥营养餐，共有菌菇奶香、西红柿菠菜等五种口味，每袋都含有丰富的维生素，一餐一包，可以防止人体摄入的热量超标。

Diet Navi红薯土豆粥

添加足量膳食纤维，食用完就可以感觉到肠胃通畅、身体轻盈，每包仅仅只含960焦耳的热量。

朝日Asahi80kcal豆乳+海鲜粥

每份粥均含有精白米、蛋白质、促消化的豆乳和高纤蔬菜，一袋只含320焦耳的热量，一日三餐用于替代，帮助减肥。

玄米杂炊野菜粥

以日本养生玄米为粥米，搭配野菜青蔬，一碗粥也只含520焦耳热量，补充营养和能量的同时不会造成人体摄入的热量超标。

 用代餐粥替代三餐的具体做法

① 体质虚弱的人，不要一日三餐都食用代餐食品，无论是代餐粥还是其他，热量和维生素足够不意味着营养就充足，毕竟代餐粥不是营养粥，它只是省略了一些营养成分的简餐而已。

② 可以挑选机体消耗比较少的日子吃代餐粥，例如不用上班的周末。

③ 光吃代餐粥会导致营养不良，毕竟代餐粥里只含常见所需元素，比较缺乏微量元素。例如，鱼类中的锌、小麦和玉米中的硒、香蕉中的镁。减肥者都可以根据自己的身体状况考虑除了代餐粥之外，还应该搭配些什么辅食。

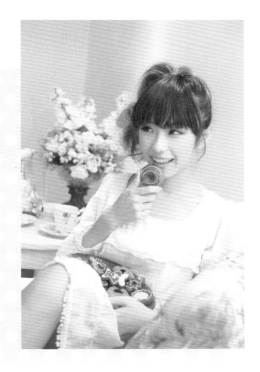

解腻消脂的"油切"食品减肥法

减肥催生众多新词汇，"油切"算是大家比较陌生的一个了。"油切"一词来自于日本，现在几乎等同是最奏效的减肥食物的标志性前缀。油切果、油切茶、油切梅、油切咖啡……具备什么样的条件才能加冕"油切"这个前缀？油切食品对减肥是否立竿见影？今天，油切课全面开讲！

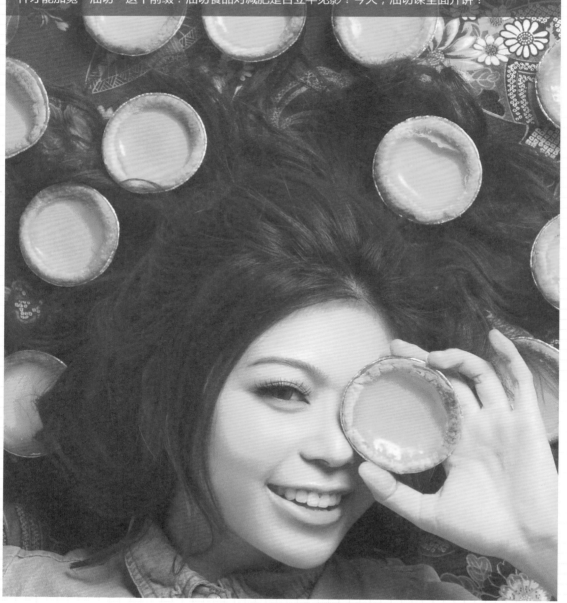

第一讲："油切"的来龙去脉

"油切"一词来自日本,主要的意思是"脂肪被切断"。这个名词最早出现在日本的健康食品领域,特指那些能减少脂肪吸收、脂肪含量少的产品。

认识"油切"家族

油切茶———指无糖、无香料并富含茶氨酸(重点油切成分)的茶味饮料,好的油切茶还会添加水溶性纤维。最常见的油切茶通常是油切乌龙茶和油切绿茶。

油切梅———也叫油切果,指添加只用低聚果糖制造甜味、富含"祛除油腻"活性成分的干制青梅。在日本,许多减肥的女生都有饭后嚼食青梅的习惯,这就是生津去油、有助减肥的油切梅。

油切咖啡———油切咖啡并不是无糖咖啡,只有低热量、低咖啡因的咖啡才能加上"油切"前缀。另外,有些用特种咖啡豆和脱脂奶精制作而成,去除了咖啡碱的白咖啡也叫做"油切咖啡"。

第二讲:解腻消脂必选油切茶

饭后30分钟是腹部脂肪堆积的高危时间,如果保持不动的状态,最容易形成腹部脂肪堆积。油切茶比一般茶饮料多了水溶性纤维和茶氨酸,这两种物质都是针对腹部脂肪的。

油切茶这样喝更利于减肥

1.加入膳食纤维的油切茶饭前加热喝

空腹不宜喝茶,油切茶也是一样的,但添加有膳食纤维的油切茶可以增加饱腹感,以减少食量,因此适合在饭前或者下午茶时饮用,有条件的也尽量加热喝,减少对胃的刺激。

2.添加茶氨酸的油切茶最好消化后才喝

茶氨酸是茶叶中的一种特殊氨基酸,研究证明茶氨酸能明显降低腹部脂肪及血液、肝脏中的脂肪浓度。当你需要久坐不动或者长时间吃油腻食物的时候可以喝适量的油切绿茶作为调剂。

3.不喝冷冻的油切茶

常温喝下油切茶,能使其中的水溶性纤维保持比较好的生物性活性,进入到肠道时吸附油脂的功能更活跃。

认识这些油切茶

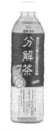

爱之味健康油切分解茶
(口味:甘甜茶香)
从苦瓜中提取分解油腻感的窈窕因子,同时含膳食纤维和茶氨酸,双倍分解肠道脂肪。

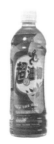

古道超油切绿茶
(口味:微甜绿茶香)
无糖零热量的油切茶饮料,去油解腻,兼有清宿便的效果。

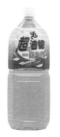

古道超油切乌龙茶
(口味:微甜茶香)
从金针菇中提取的油切纤维,能消除油腻感和肠道脂肪,兼有清宿便的效果。

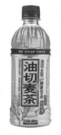

黑松油切麦茶
(口味:焦香甘醇)
从菊科植物中提取的天然菊粉,具有和水溶性膳食纤维相同的油切作用。

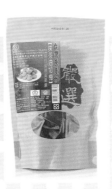

第三讲：油切梅不能多吃的原因

告诉你三条不能多吃油切梅的理由

① 大多数油切梅添加了左旋肉碱

左旋肉碱是一种促使脂肪转化为能量的类氨基酸，类似脂肪的搬运车，它对我们而言是无毒的，但其副作用是容易引起腹泻以及影响肝功能，所以油切梅不能天天吃。

② 油切梅对消化能力是因人而异的

对消化能力弱、容易腹胀、大便不通的人而言，吃了油切梅如同大赦；但对本身排泄能力好、肠道通畅的人来说，油切梅又会让他/她陷入腹泻的困局了。

③ 油切梅对水肿束手无策

同样也是左旋肉碱，服用左旋肉碱能够在减少身体脂肪、降低体重的同时，不减少水分和肌肉，所以对患有水肿型肥胖的人，油切梅不是你的救星。

九龙斋抹茶油切梅
原产梅子，不添加氨粉、泡打粉，无防腐剂，注重低钠、无添加的减肥小食。

第四讲：最好的减肥咖啡是油切咖啡

不加糖的黑咖啡"搜肠刮肚"的能力非同小可，但多喝伤胃也让不少人渴望去寻找它的替身。油切咖啡就属于黑咖啡的替代品，关键的是，它属于最利于减肥的"减法咖啡"——减热量、减咖啡因、减糖。选择它能有效降低发胖风险，显然，油切咖啡就是咖啡爱好者最放心的饮品。

如何选择最适合自己的油切咖啡

A 从配方找到油切咖啡

油切咖啡的必备条件一定是——低咖啡因。低咖啡因咖啡不论采用何种方式，必须去除97%的咖啡因才可以当做低咖啡因咖啡来销售。低咖啡因不是完全没有咖啡因：一杯普通的咖啡可能含有100毫克或更多的咖啡因，但是一杯低因咖啡只含有不超过3毫克的咖啡因。

B 好的油切咖啡不含植脂末

油切咖啡因为少糖、少奶，所以口味上会有欠缺，不少商家会在里面添加一种叫植脂末的成分以让它更香浓。在其化学成分和它们的"犯罪记录"里，植脂末直指"增加冠心病的概率"，所以当你看到含植脂末的咖啡时千万别购买。

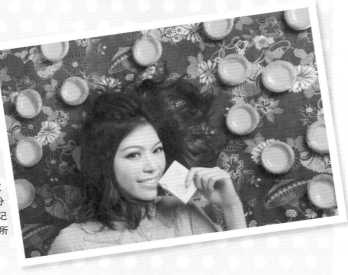

减肥就是优雅喝咖啡

要喝好油切咖啡，充分利用它的油切价值，绝对不是简单的事。

1.每日不要超过两小杯（1杯不超过100毫升）。冲泡咖啡不要过浓，咖啡伴侣属于高热量食品，热量自然比牛奶高得多，多用鲜牛奶来替代咖啡伴侣。

2.喝油切咖啡最好的减肥搭档是高纤饼干或者全麦面包。搭配咖啡的餐点，一般咖啡店的例牌常常是各式松饼。这里要提醒你：一般的松饼平均每个含1900焦耳的热量。警惕松饼！

3.运动后别喝油切咖啡，咖啡会让出汗的身体加剧失水，也会让心率失常。一天中最适宜喝油切咖啡的时间是早餐后和下午茶时间，如果你的肠胃健康，喝一点热的油切咖啡会让你的新陈代谢系统工作得更快，身体燃烧的热量提高7%，脂肪消耗提高10%。

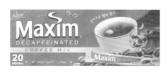

MAXIM麦馨低咖啡因油切咖啡
咖啡因的含量仅为12.9%的油切咖啡，免去了减肥者对心脏健康的担忧。

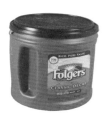

Folgers Classic Decaf
福格斯经典低咖啡因咖啡
经典原味低咖啡因咖啡粉，让因为咖啡因出现失眠、心脏、肾脏问题的减肥者也能放心品尝咖啡。

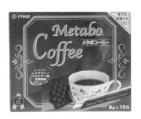

日本Fine Metabo
Coffee纤型咖啡
含促进脂肪燃烧的氨基酸及抗氧化的绿豆萃取物，可有效减轻体重及减少体内脂肪。

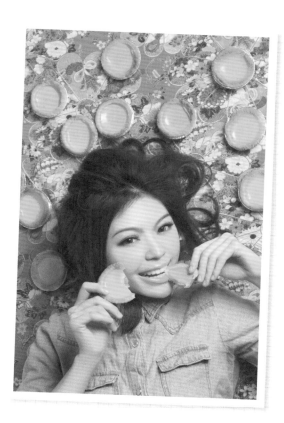

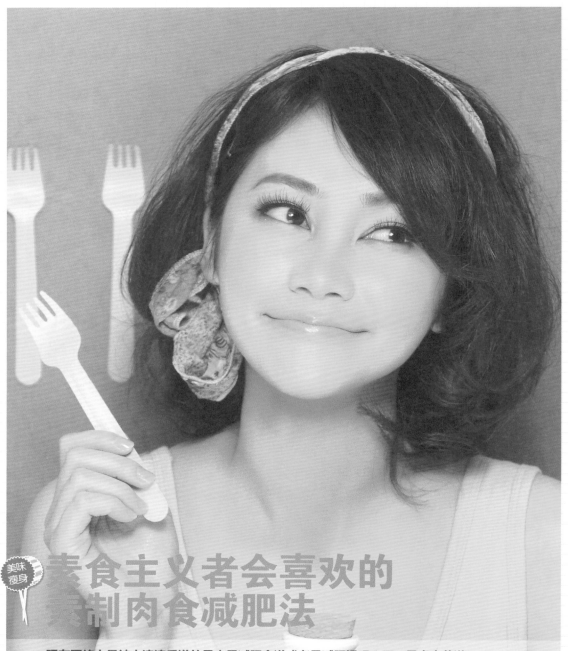

素食主义者会喜欢的
荤制肉食减肥法

现在网络上最被人津津乐道的是水果减肥食谱或者是减肥操吗？不！是素肉菜谱！

素肉（vegetarian meat）是指一种具有类似于肉的风味和组织口感的素食（vegetarian food），具有类似于肉的组织口感、蛋白质含量高、低脂肪、有助减肥。淘宝上关于素肉的成品或半成品大卖特卖，那么素肉和全素到底有什么区别？吃素肉等于吃素吗？这里为您揭晓素肉减肥法的答案。

PART 素肉（vegetarian meat）是什么？

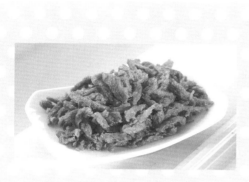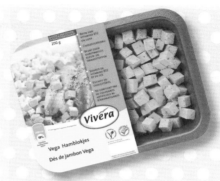

　　素肉本来是为素食者提供的仿肉食品，但是随着现代人健康饮食观念的普及，本来不崇尚素食的人或者以减肥为目的的人也开始吃素肉。素肉不是真的肉，而是用豆等原料制成的有类似肉的组织口感、肉的风味的食品，是完全不含动物肉的。

PART1 素肉减肥的优势

① 蛋白质含量高、低脂肪、不含胆固醇。
② 烹饪简单，比煮动物肉容易得多，即使厨艺差劲也能成就美味。
③ 购买方便，在网上就可以买到素肉丁、素肉丝和素肉块，甚至还有开袋即食的素肉零食。
④ 口味多样，素肉能模仿鸡肉、牛肉、虾蟹等的味道，让你在减肥起步阶段不会太痛苦。

PART2 刨根究底时下最流行的素肉

　　素肉之火，到底是素食者的推崇，还是它本身对于减肥就有极大的好处？这里我们来为您解秘素肉。

吃素肉和吃全素到底有什么区别？

　　吃全素一直被一些人奉为减肥"圣经"，实际上誓死忠素食阵营对健康也未必好。女性长期吃全素食，会使碳水化合物、蛋白质、脂肪比例失衡，容易引发贫血。而由豆类制成的素肉蛋白质含量比较高，在一定程度上可以补充素食者对蛋白质摄入量的不足。

吃素肉对减肥的好处在哪？

　　素肉主要是通过模仿肉的质感和味道，帮助减肥者顺利地度过心理关。在刚开始减肥的时候，很多人往往抵挡不了肉食的诱惑，导致减肥计划一再搁浅。而素肉的作用正是帮你"哄骗"肠胃，让节食易于坚持。

什么样的减肥者适合吃素肉？

　　素肉适合无肉不欢，很难进行无肉节食的减肥者。另外，对于体质比较弱的胖MM，突然要进行比较密集的减肥运动时，素肉里面的蛋白质营养，则有利于保持身体中血红蛋白的水平，预防贫血的发生。

请妈妈帮忙把素肉加入家庭菜肴

　　暑假和寒假妈妈总会全方位照料你的饮食，提议妈妈把素肉和动物肉（特别是一些多含维生素A的生鲜肉）混在一起炒，或者来一次周末素肉火锅，搭配新鲜蔬菜，轻身又纤体。如果担心营养不足，用动物肉骨熬成的丰富钙汤沸煮素肉做菜，也是不错的选择，补钙的同时减少了油脂的摄取，很适合青春期人群。

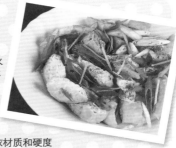

厨房新丁也不怕的烹饪素肉的好方法

　　一般半成品素肉都是干料，回家后需要放到温水中浸泡20分钟左右，依材质和硬度不同，时间略有增减，面筋蛋白的时间要长一些，因为面筋比较筋道，要多泡一段时间。浸泡之后擦干，可以加入你喜欢的调料，蒸、煮、炖、煎、炸、炒都可以，和制作肉类的方法类似。要想把半成品素肉做得好吃、仿真，可以按照网上素菜谱的介绍加入一些香料。

 自制减肥餐

　　每个成功的减肥者都有一套自己的食谱，但无论是多么奏效的搭配，长期食用都会对健康有所影响。如果你的食谱是全果蔬型的搭配，连一份含蛋白质的食物（牛奶、鸡蛋等）也没有的话，那么建议你可以适当加入开水焯素肉；如果你的食谱内有红肉（牛肉、羊肉等深色肉）的话，可以把它们改为素肉丝，分量和烹饪方法都不改变，你就能拥有一份新食谱了。

　　但是吃素肉最好还是搭配适当的生鲜肉，因为生鲜肉中的蛋白质是人体所需要的各种营养素的核心。人体激素含量的正常分泌、肌肉的正常增长、免疫系统的正常维护都离不开它。

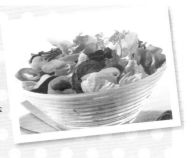

生活中也能用到的素肉减肥法

 食量太大，要换小尺寸的餐盘？
　　——每餐的菜肴里多加一点素肉或者以素肉混炒真肉的方式也无妨。

 心情不好，想要吃肉获取平衡感？
　　——利用素肉丁或者素肉丝给自己做一顿丰盛的素肉大餐。

 周末百无聊赖，想打24小时比萨送餐电话？
　　——开一包开袋即食的素肉松或者素肉豆干，满足你的食欲，填满周末的无聊。

 运动回来头晕血糖低，不吃甜食天旋地转？
　　——运动前就可以在包包里放一包素肉小食，感觉血糖低的时候吃一点，比吃糖更能够帮助稳定血糖指数，保持饱腹感。

 通常会在下午3点时饿，然后我就会吃掉我眼前的垃圾食品，不管是什么
　　——素肉制品能大大减少胃的灼热感，比巧克力和薯片都要奏效。

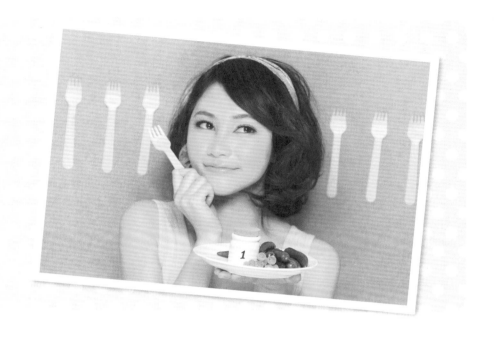

　　素肉作为一种肉类的替代品，只能在口感上和视觉上替代，但是在营养上是不能替代的。而一些黑色素肉更是掺杂了荤肉和大量的调味品，热量比一般豆制品要高；而一些素肉豆干等，也会添加红油、辣酱等调味品，多吃也是一种负担。用素肉辅助减肥时一定要注意以下这些原则。

减肥起步期	全素或者半素饮食，尽量不吃肉点心和零食。多运动，高蛋白饮食促进身体快速减重。
减肥攻坚期	吃素已经有一段时间了，可适当放宽对肉类的限制，可吃白肉或者鸡蛋，不吃深色肉，半肉半素肉的搭配最佳。
减肥瓶颈期	设法多吃高纤维的食品，多补充流质蛋白（豆浆等），可吃米饭，但不要吃太多的肉类。
减肥稳定期	减肥成果明显，要保持身材依旧要抑制食欲，对食物的期望可放在早午两餐，素肉和生鲜肉搭配入肴，晚餐尽量吃全素。

PART 5
活力纤体

减肥的主旨就要动！告别懒动宅女的昨天，

才能迎来窈窕美女的今天。

用计步器、跳健身操、舒展脊椎……

有多少活力就收获多少纤细。

泳池边、家居内、办公室、课桌旁……

骄傲的纤瘦美女去哪里都充满活力。

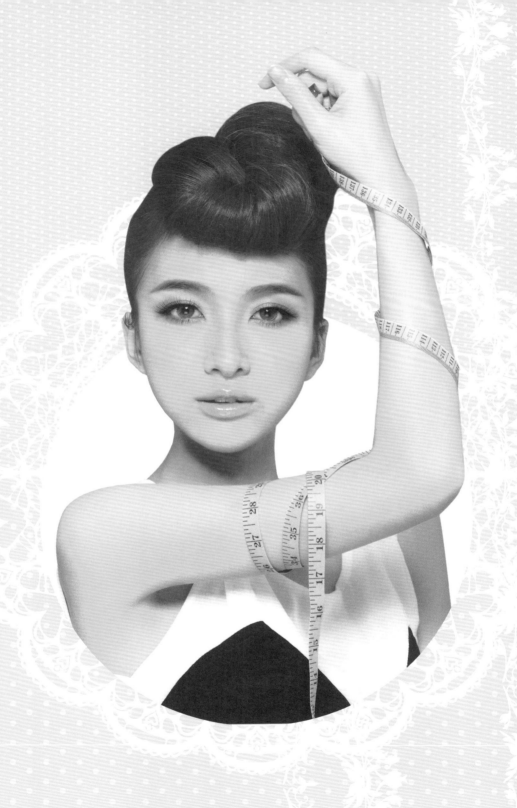

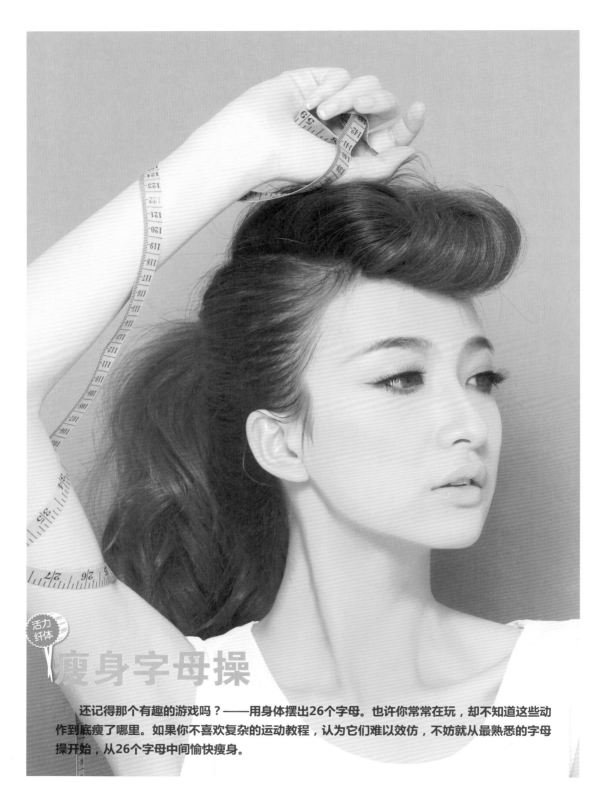

瘦身字母操

　　还记得那个有趣的游戏吗？——用身体摆出26个字母。也许你常常在玩，却不知道这些动作到底瘦了哪里。如果你不喜欢复杂的运动教程，认为它们难以效仿，不妨就从最熟悉的字母操开始，从26个字母中间愉快瘦身。

减肥目标：手臂+背部+侧腰

适合：上半身肥胖者、手臂线条松弛者、腰侧有赘肉者、背部酸痛者

到了秋冬季我们常常会搓热双手取暖，促进血液循环，将手高举过头顶也能产生这样的功效。常常做一些将手高举过头顶的运动，不仅能增加心脏泵血的能力，还能改善手指末端的血液循环。

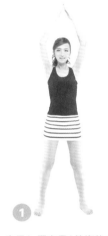

1

字母A 用字母A的姿势来调整呼吸。

亚健康的呼吸方式带来亚健康的身体，将双脚自然打开，双手过头，手指相抵，用腹部深呼吸，改变胸式呼吸方式。

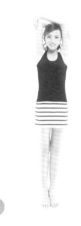

2

字母I 用字母I的姿势来拉筋。

双手抱肘，拉高，放在头顶上，向上拉高，感觉背筋被拉紧，保持30秒。

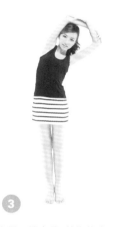

3

字母P 用字母P的姿势瘦腰腹侧面。

双手抱肘，上身与手一起侧压，这样腰侧的肌肉就被全面地拉伸。

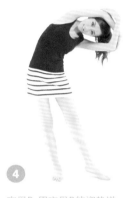

4

字母R 用字母R的姿势进一步拉伸。

向左侧压时伸出左腿，继续压低，将拉伸的范围扩大至大腿侧。

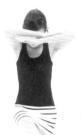

5

字母T 用字母T的姿势拉紧背部的肌肉。

双手抱肘，单脚呈90°抬高，保持平衡，拉紧背部的肌肉，这个动作能锻炼人在放松状态下的平衡能力，紧实肌肉。

瘦上半身（手臂+背部+侧腰）的锻炼准则

■ 一些难度较大的动作，做不到90°就先做45°，你会在接下来的练习中有更好的柔韧性。

■ 拉伸运动是很好的运动，注意把握拉伸的程度，酸而不痛是公认的比较恰当的一个锻炼准则。

减肥目标：腰部+大腿以及身体中间段的肥胖部位

适合：下肢水肿者、下身沉甸无力者、大腿肥胖者

许多舞蹈动作都能起到瘦身效果，例如芭蕾舞的"五位手"动作就形似字母"F"，高举的手保持弯度呈椭圆形，也能秀美手臂。踢踏舞中绷直脚踝抬腿的动作，从侧面看形似字母"h"，瘦腿功效也不凡。

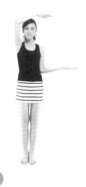

①

字母F 用字母F的姿势来收紧上臂线条。

摆出F的造型，高的手肘要和头顶平行，低的手肘要和腰部相抵。保持这个姿势，能有效收紧上臂的线条，消除麒麟臂。

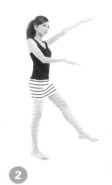

②

字母F 加踢腿动作，骑兵式瘦腰部。

一只手伸直，另一只手屈肘，双腿交替大踢步前进，在前进中拉伸腰部的肌肉，消除赘肉。

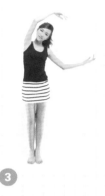

③

字母F 用字母F的姿势来瘦肩头赘肉。

摆出芭蕾舞中的五位手动作，坚持10秒，换边再摆。这个动作能活动肩部关节、软化肩头僵硬的肌肉，优美线条。

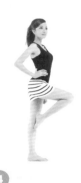

④

字母S 身体拗出S线条帮助脊椎复位。

人体脊椎的健康生理造型就是"S"形，叉腰、提臀、大腿抬高，保持10秒让身体呈现S曲线。

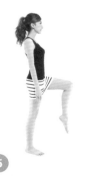

⑤

字母h 用字母h的姿势瘦大腿。

心里构思h的造型，大腿抬高，大腿面与地面平行，接下来将脚踝绷直，吸气，保持15秒。

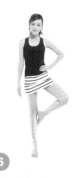

⑥

字母H 勾腿回收加强瘦腿力度。

小腿勾回，大腿慢慢打开，尽量做到与直立的腿平行，勾回的脚板慢慢向上移动，拉紧大腿的外侧面肌肉。

瘦身体中段（腰腹部+大腿）的锻炼准则

■ 不要空腹锻炼也不要吃得太饱后锻炼，当你准备运动时不要吃一些会产气的食物。

■ 情绪性的紧张、疲劳的工作状态会造成肌肉僵硬，身体也同样是因为僵硬而缺乏柔韧性的，因此当你做一些单腿站立的动作时，你会发现身体总是前倾、站不稳，身体又重新紧张起来。这时就要慢慢来，尝试保持平衡，重拾身体的柔软度和柔韧性。

减肥目标：腿部、后背和臀部

适合：腿部肥胖者、后背厚实者、臀部下垂和松弛的情况

宽厚的背部绝对不是你想要的，但是背部肌肉又是最难以锻炼到的肌肉群。肩背部肌肉疼痛可能也是肥胖的一种警示，意味着你长期保持了一种不利体态的姿势，直接造成肌肉劳损、僵直，导致背部脂肪的堆积。

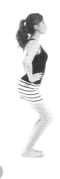

①

字母Z 用字母Z的姿势同时瘦腿和背部。

双手叉腰，大腿和小腿并拢，肩胛骨往后收，拉紧背部最深处的肌肉群，收紧背部线条。

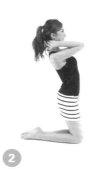

②

字母Z 跪姿Z加强瘦身效果。

双手抱颈，双腿合并，依靠下坐力使身体保持Z造型，此时大腿和肩膀的肌肉都比较酸，都能得到全面的拉伸。

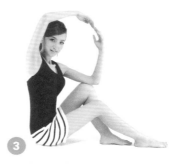

③

字母O 双手抱"O"形拉伸侧腰线条。

双手抱呈一个大圈，腿部屈膝而坐，手肘和膝盖相抵，你会感觉有一股拉伸的力量从手肘一直到臀部，保持15秒，这个动作既能瘦手臂也能美臀。

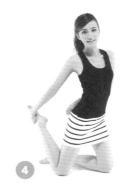

④

字母O 手臂与小腿抱"O"形塑造翘臀。

用双腿的膝盖和小腿作支撑，手往后抱脚背，脊椎后拗，臀部侧面的肌肉将被拉紧，保持15秒后换边，强力挺翘臀部。

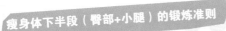

瘦身体下半段（臀部+小腿）的锻炼准则

■ 不要穿着袜子进行这些锻炼，即使是具有保健功效的静脉曲张保健袜，袜子的束缚会影响血液循环和人体内在气息的流通。

■ 经期不要做任何有关盆骨运动的练习，运动会导致血液汇集到盆腔，对生理期需要排空经血而言是不好的。

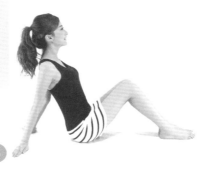

⑤

字母M 简单坐姿美化背肌。

以双手和臀部为支撑点，腿部呈90°弯曲左下，身体侧面构成"M"字形后肩胛骨夹紧，保持10秒后放松，重复多次能美化背肌的线条。

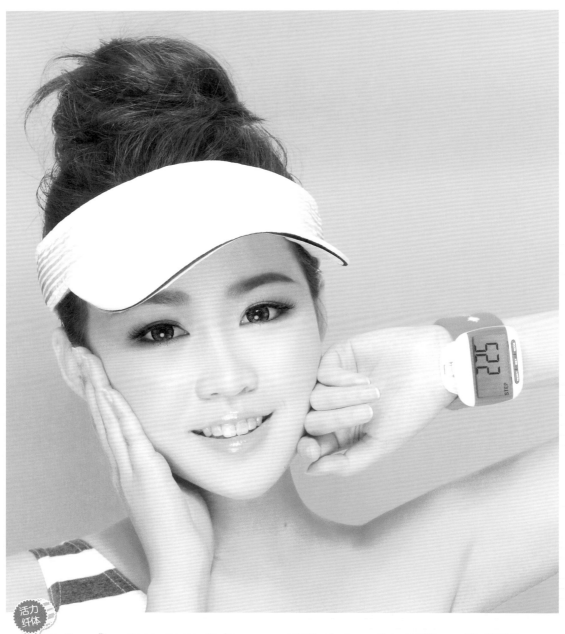

从今天开始，用计步器减肥

　　据医学家统计，人一天大约要过剩1200焦耳的热量，每天坚持步行就可以把这些过剩热量消耗光。而说时容易做时难，没有看得见的数据，只根据自己的感觉来判断运动是多是少显然是不太有效的。对于严重遗忘走路的现代人，计步器其实就能帮你维持身材。

可用计步器的运动类型

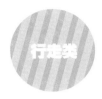

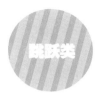

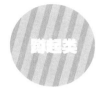

步行、快走、慢跑、走台阶　　　　跳绳、韵律操、街舞　　　　下蹲起立运动、仰卧起坐

计步器也能计算热量和脂肪消耗量

　　计步器主要由振动传感器和电子计数器组成，人在运动时重心都有一点上下移动，计步器正好能捕捉到这样的位移，从而帮你统计运动量。现在新型的计步器也已经拥有热量计算、脂肪消耗量显示这些实用功能，可以说不仅仅运动爱好者需要它，减肥的女生更需要它。

我们为什么需要计步器?

携带计步器的人更容易坚持

1.跑步和走路都是很常见的减肥有氧运动，而作为有氧运动，最重要的是"量"和"心率"。瘦不了，极有可能是两个指标都没有达到，我们需要计步器帮我们计算这些数据。

2.凭着主观感受去计算运动量是不科学的，当大部分人觉得"我已经很累了"时，运动量往往还远远不够。

3.计步器的算法是零存整取式的，即使你锻炼的时间很零散，每天都不固定，计算器也能帮你累加，让你在总量上达标。

4.帮你计算有效的运动。许多人认为走几阶台阶、摆动一下手臂就等于"今天我运动了"，实际上却是无用功。计步器有独特的高精度传感器，能区别人体的有效运动和无效运动，让数字提醒你要做真正对减肥有益的运动。

记住这三点，用好计步器

1.如果在不规定的摆动状态下，计步器是不能测定量的。所以要把它放在口袋里，或者别在你的运动裤上。

2.在步伐混乱的时候也不能正确地计算步数，所以当你跑步或者走路时步伐尽量要一致一些，这样对心脏也好。

3.在骑自行车、乘坐公交车、地铁等途中发生的震动有时候也会被计算到步数里面去，所以我们实际要运动的量要比预定的要稍微超出一些。

三种肥胖人群最喜欢的计步器用法

久坐上班族

对／详细目标——我每天尽可能地要走到1万步。

锁：抽象目标——下班尽量提前一站下车，走着回家。

运动专家建议为了保持体型，每天至少要走1万步。女生的步幅在30厘米左右，1万步约3千米的长度，如果按照正常偏快的步行速度，1小时的时间就可以完成。

计步器能够帮助你详细地记录，可以立即给你带来成就感，并能帮助了解自己走了多远、多快，消耗了多少热量，以及自己的进步有多大。用这些对象来挑战自己，设立新目标。

健身房新丁

对／详细目标——在跑步机上完成6000步，然后尽量走着回家，完成剩下的步数。

锁：抽象目标——玩半小时跑步机，然后上半小时瑜伽课。

在健身房里，每台跑步机的设置不一定都会适合你的体质。有的时候，你会发现高速运转的跑步机让你的步伐局促，呼吸混乱，在这种情况下也许你坚持不了多长时间就要停止跑步了。

如果你是健身房新丁，带上计步器，先慢走5分钟，逐渐过渡到大步快走的状态，也是5分钟。最后再慢跑20分钟激活每一块肌肉，最后看看剩下的步数还剩多少，少的话用步行回家补足就可以了。这样既不会透支体力，也不会盲目地在健身房待了几个小时还不知道脂肪消耗了多少。

多吃积食者

对／详细目标——三块比萨的热量大约为2800焦耳，用计步器跳绳40下就能分解。

锁：抽象目标——今天多吃了三块比萨，用跳绳两分钟来分解多出来的热量。

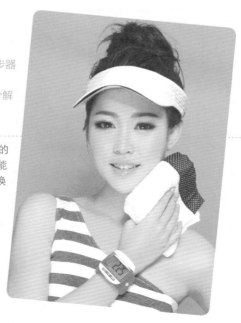

如果你的身材不错，运动只是为了保持体型和消化多吃的食物，那么计步器也适合你。你需要一个食物热量表，或者能查询食物热量的网站。对于每次多吃的东西，先查热量再换算成步数，开机，运动，就是那么简单。

当然你还可以购买能计算消耗热量的计步器，量达到时可以马上提醒，效率第一，绝对不让你浪费一点体力。

多功能计步器

Citizen西铁城电子计步器TW310 ▶
可装在口袋和包里，无论到哪里都
能正确地计算步数的超级3D传感
器，每天夜间两点自动把前天的步
数存储到内存，第二天早晨步数自
动清零。

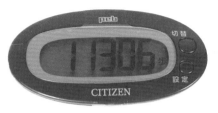

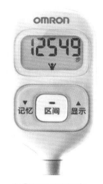

▲ Omron欧姆龙
电子计步器HJ-204
不仅能计步，还能显示消
耗的热量和燃烧的脂肪
量，能储存四周的记忆
值，方便执行减肥计划。

▲ Omron欧姆龙
跑步计步器Jog Style HJA-300
可自动换算运动带来的脂肪消耗
量，独特的Good Job鼓励机制，当
达到运动目标值时会出现提醒。

Citizen西铁城电子计步器TW-600 ▼
人体脂肪测定功能，可记录行走或
跑步的步数、距离、时间与平均速
度，记忆可储存14天。

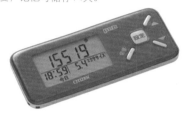

多功能计步器

▼ YAMASA
手表式计步器TM-250
特殊机制，只有频率符合走路或跑步的有
效行走时才计步数，加强减肥的精确度。

▼ TANITA多功能手表
计步器PD-642
可以将自己的体重、步幅输入到表内，
表会帮你自动计算出消耗的能量。

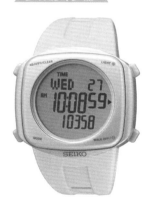

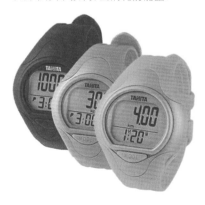

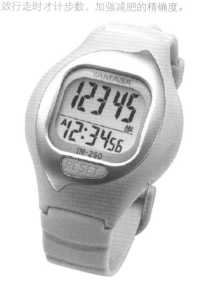

▲ SEIKO精工手表
计步器SVAH005
加速度传感器，加强了计步的
精确度，手臂摇摆等动作也不
会误算进去。

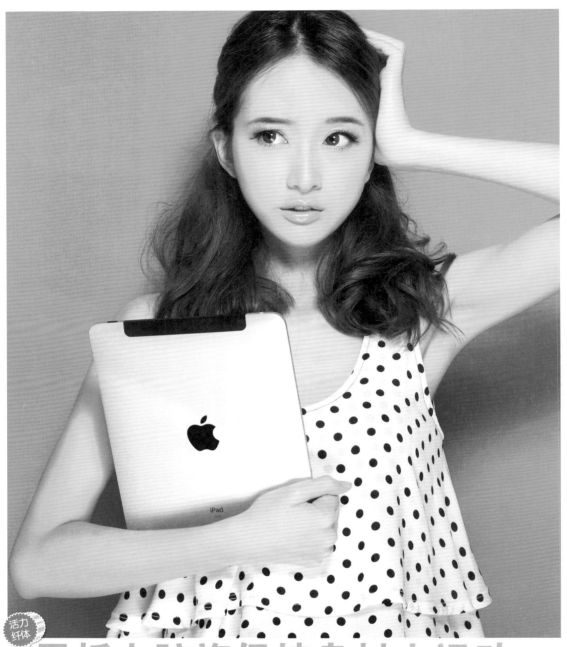

活力纤体

平板电脑族保持身材小运动

苹果iPad不厚道，沉迷者众，发胖者众。iPad的大热，也使得平板电脑不利健康的传言漫天飞舞。首先是使用平板电脑，导致腰腹部肥胖；其次是iPad过轻的材质导致人们的娱乐方式变得太随心所欲，沉沦到沙发等能卧则卧的地方，局部发胖在所难免。iPad族需要瘦身手册，这里为你展开。

如果你是用坐姿玩iPad，当你把iPad放在大腿上时，腰会不自觉地弯下，脊椎的压力顿时攀到顶峰，第一腰椎（也就是胃部对应的脊椎位置）大弧度弯曲，承受着头部和胸腔的巨大重力，而腹腔内的脏器也被挤压。

不良姿势大纠错 ✗

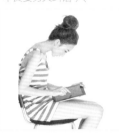

这样的后果是：

呼吸方式跟着改变，人就较少地做到腹式呼吸，而变成胸式呼吸；脂肪堆积在挤压变形的腹部，然后向左右两边扩散。

下意识地调整自己的姿势 ✓

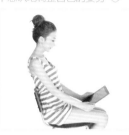

不要让iPad离自己的身体越来越近，与iPad的视角越小越容易导致脊椎下弯，下意识地把视角增大，减少肥胖的可能。

做到这五步避免腹部肥胖

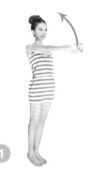

① 双手手指相扣，掌心向外，双脚合并并把臀部夹紧，注意收腹。

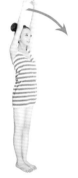

② 吸气时将双手高举至与身体成为一条直线，再缓慢呼气把双手放回Step1的位置，然后吸气抬高，重复做25次。

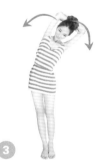

③ 抓住双手的手肘，向左右两边做钟摆运动，感觉腰的左右侧均被拉紧，缓慢重复做20次。

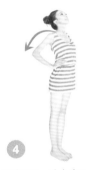

④ 双手叉腰，头点向后，借助背部的力量吸气并向后弯曲，保持5秒钟回复到直立状态，重复做10组。

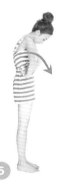

⑤ 双手叉腰，呼气时腹部内缩弯腰，吸气时回复到直立状态，腹部鼓起，缓慢进行，重复做10组。

iPad族避免腹部发胖

1. 用iPad的时候穿上瘦身腹带，腹带一定要把腰挺直才会穿着舒适，提醒自己别蜷缩腰部。

2. 经常以顺时针15圈、逆时针15圈的方式，用手掌按摩肚脐周围可以达到瘦腹部的目的。

平板电脑族发胖部位二：背部

　　肩背的形态影响着你给人的整体感觉，当你把iPad抱在胸前时，肩膀向前弯曲，长时间保持这个姿势肩背就会肥且宽。而肩背酸痛常常是iPad族的通病，肌肉酸痛使他们不愿意锻炼肩背部的赘肉，这也是肥胖的一大原因。

不良姿势大纠错 ✗

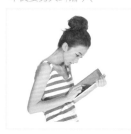

这样的后果是：

肩膀打不开，背部就永远不会美。肩膀往前收拔的姿势还会导致副乳增生，影响的不仅是背部的线条，还有身体侧面的线条。

下意识地调整自己的姿势 ✓

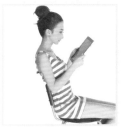

把两边肩头想象为两个点，在用iPad的过程中不断地提醒自己要让两点与锁骨连成一条直线，保持肩膀打开。

做到这五步避免背部肥胖

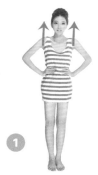

1

双手叉腰，两肩有节奏地上提，放松，上提，放松，重复做25次，收紧肩胛骨周围的肌肉。

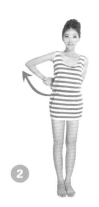

2

一手握住另一手的手腕，手肘弯曲，将后背挺直，在身后做钟摆运动。

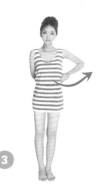

3

摆向左侧，每次摆动都要做到力所能及的最大幅度，左右摆动各30次。

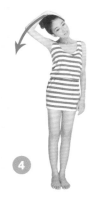

4

右手手指碰触左边的耳垂，拉伸左侧背肌，保持6秒后放松，重复做10次。

iPad族避免背部发胖

1. 有驼背的人容易胖在背部，为了避免平板电脑加重驼背，可以穿着脊椎调整带和美背衣，提醒自己注意肩背部的舒展。

2. 玩半小时应该夹紧臀部，把整个背部紧贴在墙壁上，让臀部、背部、腿部、腰部、头和脖子都尽量贴墙，坚持15分钟，一个月就能有效减少全身赘肉。

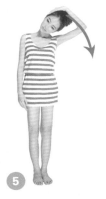

5

以同样的方法拉伸右侧背肌。这个动作能收紧背部左右侧的线条。

平板电脑族发胖部位三：手臂

在床上躺着时将iPad举高看电影，这样手臂前肌就会过度紧张，长期会导致肩肌变形，手臂变得不均匀，而且会有个别特别僵硬的肌肉线条产生。

不良姿势大纠错 ✗

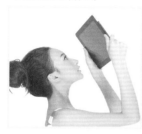

这样的后果是：

玩iPad两三个月之后发现手臂酸痛无力，连做家务也没有力气？每天用iPad玩游戏一两个小时，想不到却换来手痛之苦？没错，触控式屏幕电子产品流行的确会导致手部劳损的现象越来越多。

下意识地调整自己的姿势 ✓

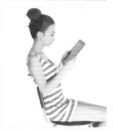

要用iPad看超过一两个小时的电影时，最好找一个能支撑腰部的支点，双肘最好也有个支撑，减少肩膀和手臂的劳累。iPad不宜长时间用手拿，最好找一个支架以比较理想的角度支起来观看。

做到这五步避免手臂肥胖

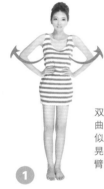

1 双手叉腰，手肘弯曲呈90°直角，做类似蝴蝶振翅的前后晃臂动作，放松手臂肌肉1分钟。

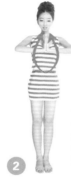

2 双手合十，手臂抬到与胸部齐高的位置上，做手指点地运动，舒张手腕和前臂的肌肉压力。

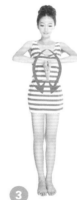

3 手指向地，重复Step 2的动作，共完成15次。

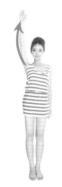

4 将右手抬高，掌心向前，做手臂扩胸运动。

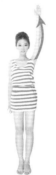

5 用同样的方法最大限度拉伸左臂的肌肉，还能在甩动的过程中促进血液循环，左右手交替重复做20次。

iPad族避免手臂发胖

1. 当你觉得手臂劳累时，要多做抬手的动作，高举过头顶，掌心相对并轻拍，伸展能有效缓解手臂肌肉的紧张。

2. 常常辅助一些促进循环的精油，从手腕向心脏方向按摩，让血液循环把手臂里的留存水分带走。

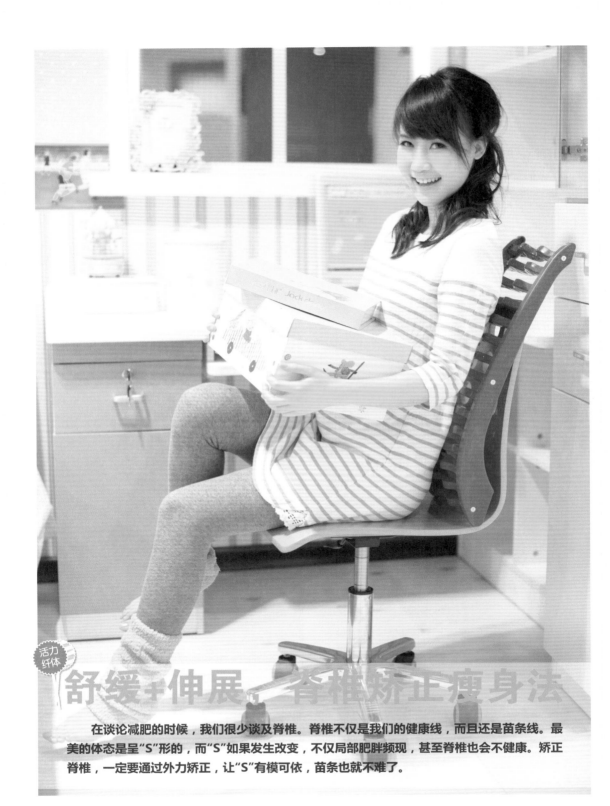

舒缓+伸展，脊椎矫正瘦身法

在谈论减肥的时候，我们很少谈及脊椎。脊椎不仅是我们的健康线，而且还是苗条线。最美的体态是呈"S"形的，而"S"如果发生改变，不仅局部肥胖频现，甚至脊椎也会不健康。矫正脊椎，一定要通过外力矫正，让"S"有模可依，苗条也就不难了。

采用不对的姿势久坐、久站是体态不优的大敌。

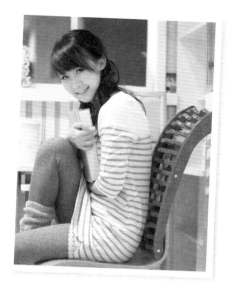

由于现在的美学趋势使然，已经有极少的椅子是适合脊椎的。

最能让脊椎舒畅的椅子，它的靠背需符合人体腰背的生理曲线，臀部对应的地方内弯、中段凸出以支撑我们腰部、肩膀的位置稍微凹陷让我们的背部向后，避免驼背。

如果你的椅子不符合这些要求，那么就用脊椎舒缓架来帮你调整坐姿吧。

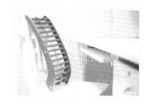

正确的摆放方法

将脊椎舒缓架比较凸出的一端放在下面，由于椅子的材质可能会发生打滑，可以在下面搁上一个坐垫，让舒缓架保持一个让自己舒服的角度就可以了。

美人伸懒腰，久坐间歇脊椎舒缓操

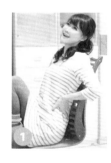

将双腿稍微打开，脚底踩实地面，双手叉腰扶住腰部，然后用臀部上沿的这部分脊椎关节后弯，保持1分钟，如果坐太久，会有点刺痛，动作要缓慢。

1

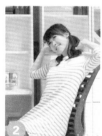

双手屈臂打开，举到双耳的高度，让自己的肩胛骨尽量地贴在脊椎舒缓架上，同样也是保持1分钟。

2

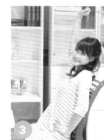

一手叉腰，另一只手举高，扩胸，头部适度往后，尽量让高举手这边的肩膀后侧碰到脊椎舒缓架，保持1分钟，换手，再保持1分钟。

3

坐得好，是为了避免骨胶原过量

为什么越坐越胖？骨胶原什么时候成为反派？

答案：长期坐姿不良对肌肉施加张力和压力，会产生过量的骨胶原。骨胶原是连接肌肉组织的支撑纤维，在正常情况下，它负责肌肉组织的弹性。如果骨胶原过量，就会造成神经血管和淋巴管的紧张，一旦骨胶原侵入肌肉组织，肌肉就会变得僵硬，使得人越处于紧张累的时候就越显肥胖。腰累胖腰，肩累胖在肩颈，就这么简单。

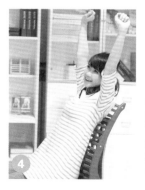

4

高举双手，将腰椎后凹，重心往后并双肩下沉，保持1分钟这样的姿势，帮助脊椎恢复天然的生理曲度，同时缓解肩颈疲劳。

Way 1

利用脊椎舒缓架，使胸椎回复形状

坐了一天，穿了一整天的内衣，人的胸椎会不自觉地前弓，尤其是从第一胸椎这一脊椎节开始。胸椎前弓，体脂分布前厚后薄，背部比较瘦，而前胸的肉比较多，会让人看起来比较肥胖。

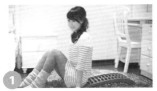 将脊椎舒缓架凸出的一头朝后，低的一头靠近尾椎骨，慢慢地用手肘支撑沿着舒缓架的曲线躺下。

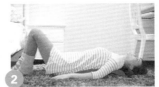 完全躺下后，胸部正好对应舒缓架坡度最高的位置，颈椎延伸向下，呈比较舒适的姿势。这时你可以慢慢将双手平放在身体两侧，缓缓呼吸，躺10分钟左右就可以慢慢起来了。

Way 2

床边舒缓颈椎延伸法

把脊椎舒缓架斜靠在床边，床的高度最好和你坐下时的肩高同高。将舒缓架凸出的部分靠着床边，慢慢后靠，胸部对应的背部贴在架子最凸出的地方，双手慢慢打开，向后压，保持5分钟左右。这样即使是坐着，胸椎和颈椎都能得到完全舒展。

这个舒缓动作能解决腋下和胸部附近的脂肪堆积，拉伸背肌，提高胸线，能有效调整前后脂肪的分布比重，让上半身看起来更匀称一些。

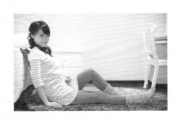

含胸美人会需要的脊椎+骨盆矫正带

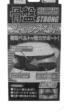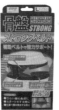

日本山田式
骨盆收紧矫正带骨盆带
缠在胯部之上的细带可以有效阻止外扩的臀部赘肉，提醒坐姿懒散的人夹紧双臀端坐，对脊椎和骨盆都好。

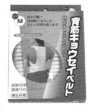

新生Pyvanner
脊椎矫正带
绕肩的固定方式，在穿着的时候双肩自然就打开，胸椎的曲线恢复，胸腔前挺，每天穿1~2小时，减少胸腔对腹腔的压迫，小肚腩也没有了。

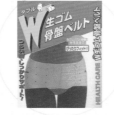

Cogit W形橡胶腰带
W形立体围绕纠正带，更大面积保护骨盆，坐和站的时候都能使用，穿在裙子里，管理腰间和臀部的赘肉。

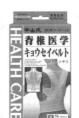

日本中山式脊椎矫正带
背部X形弹性拉伸带的设计，拔高肩部，舒展胸椎，让体姿更好，赘肉也不会长在前胸上。

每个人的体脂分布都是不一样的

两个人的体重一样，身高也相同，为什么在视觉上会有明显的胖瘦区别？这就是体脂分布不同的差别。

体态优美的人，体脂分布得当、均匀，所以身材看起来苗条有致；而体态略差的人，体脂分布不均，局部肥胖和局部削瘦同在，所以看起来身材很臃肿。

加上女性的生理特征，体脂分布更趋于躯干的下面，例如腹部和臀部，所以大多数的女生都有体脂分布不均问题。

什么是睡前体脂管理？

睡前体脂管理就是指在身体脱去一切束缚之后，最好是在沐浴后、入睡前进行伸展运动，目的是回复脊椎的形状，牵引着体脂均匀地、依随着脊椎的天然曲线去分布。

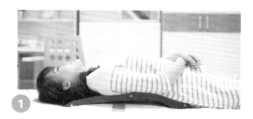

将脊椎舒缓架凸出的部分放置在腰椎的下方，慢慢地躺在架上，首先双手置于腹部上，有节律地深呼吸，感觉腹部的一起一伏，吸气起、呼气伏，速度慢，练习10分钟。

如果腰椎会随着呼吸的加深而出现些许疼痛，那么就是腰椎变形的预警，平时要加强对脊椎的保护。

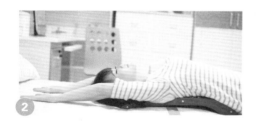

双手慢慢放在头顶上，平贴着床面，呼吸的重点移至胸腔，感觉胸部起伏，吸气起、呼气伏，练习10分钟。

这项训练能依靠呼吸对胸腔内的器官进行按摩，促进体内循环，对器官保健好，对脊椎更好。

为了使体脂分布更匀称，我们要做到的3件小事

1. 不穿内衣和调整型塑身衣睡觉。调整身体脂肪应当是在人体知觉清醒时进行，主动根据穿着的感觉随时调整才有效。

2. 不睡软床垫。软床垫会降低对脊骨承托，躯干重心就会转到胸腔和腹腔，体脂就容易分布在身体的中段。

3. 久坐久站后不要立即蜷缩在床上，即便是你实在太累了，也要做一些伸展动作才上床。不少肥胖的女生刚关电脑就爬上床，脊椎没有恢复到自然的生理曲线就要蜷着入睡了，这非常不健康。

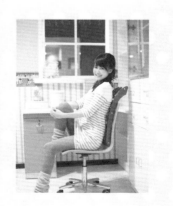

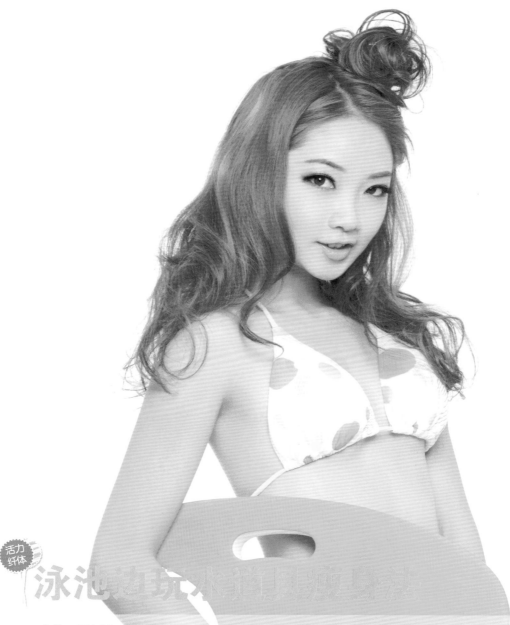

泳池边玩水游具瘦身法

　　水枪、浮力球、浮板、动物气垫……各种泳池常见的玩水道具其实也是瘦身的好帮手。如果夏天你要到泳池去，朋友们都下水游泳了，不会游泳的你也可以用玩水道具来瘦身纤体。或者下水之前利用它们来做热身动作，瘦身、热身一举两得。

PART 1 浮板——美臂小功臣

游泳初学者一定会准备一块浮板，自己没带赶紧向别人去借。在泳池边挥动几下，不占时间又顺便热身，还有瘦手臂的功效哦。

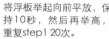

水中也能用浮板瘦手臂

不会游泳也能靠水的浮力瘦手臂，在水高过胸的地方站起来，双手拿着浮板，利用水的浮力把板往下压。这个动作对手肘到肩膀的这段臂膀减肥很起作用哦！

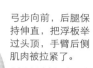

弓步向前，后腿保持伸直，把浮板举过头顶，手臂后侧肌肉被拉紧了。

①

将浮板举起向前平放，保持10秒，然后再举高，重复step1 20次。

②

单手叉腰，浮板绕至头的后边，侧拉手臂连到腰的这条线条，做20次换边。

③

一手叉腰，单手将浮板侧拉，抬高手臂，保持10秒。

④

顺势放下浮板，拉过身后，保持10秒，通过侧拉手臂后侧肌肉达到纤手臂的目的。

⑤

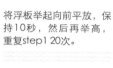

PART 2 浮力球——瘦腰小功臣

水上玩乐，球类运动少不了，既然不能和朋友中的游泳健将一起玩，那就在岸上做瘦腰运动吧。

并腿坐下，双手抱球，往身旁两侧轮流侧压，每边侧压10下，狙击腰侧赘肉。

①

双手抱球，手臂伸直，将球左右平移，拉紧腰侧的肌肉，左右平移各10下。

②

水中也能用浮力球纤腰

双腿在水中打开，把球用手指用力往水里压，利用水的浮力，锻炼腰部的力量。很多人腰部肥胖，是因为从来没有运动到这个部位，在水里运动强度加大了，但是也不会感到很累。

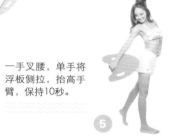

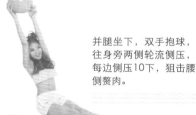

屈膝坐在地上，双手抱球放在脚面上，挺直腰，你会感觉腹部前方比较受力，保持20秒，休息，再做5次。

③

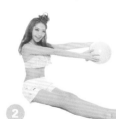

站起来，反手抱球，吸气的时候抬脚，拉伸腹部层叠在一起的"游泳圈"，消除肥胖纹。

④

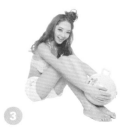

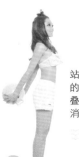

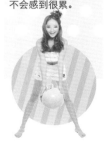

PART 3 水枪——健胸小帮手

玩水一定少不了玩具水枪，拉动水枪吸水喷水也是能燃烧大量脂肪的。拉动的过程中，最得到锻炼的是胸大肌，随着手臂的用力，胸肌反复扩张和收缩，就能提高胸位和塑造完美胸型。

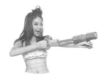

抽出水枪内胆的活塞时，尽量把手臂抬平，这样能提高胸位。

1

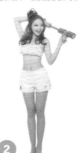

一只手枕到头的背后拉动水枪，斜向拉动胸大肌能有效收缩副乳，矫正胸型。

2

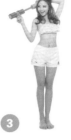

反向做背拉水枪的动作，每个方向各做20个。

3

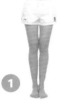

拿水枪的手不要动，拉住活塞的手呈90°弯曲，感到锁骨周围的肌肉有酸扯感就可以了，重复20个。

4

在水中用水枪减肥

水中拉动活塞真费力！没错，我们就是要你这样做！在水中吸水、喷出水柱，这个不仅能锻炼到胸肌还能瘦手臂。如果你不会游泳，在水中做这个动作就能消耗不少热量哦。

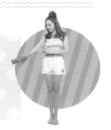

PART 4 游泳前的燃脂瘦身小动作

下水前的热身动作你都认真做了吗？不仅为舒展肌肉和关节，热身动作也有助脂肪燃烧。认真地做好这套热身动作，不愁夏天腰缠赘肉。

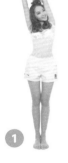

双手交握，掌心朝天，向左右两边做钟摆式的侧压，拉伸肩部关节和背肌，做15次。

1

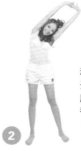

动作不变，双腿打开，继续做更大幅度的侧压，左右交替各做15次。

2

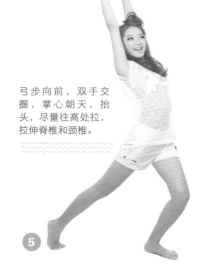

弓步向前，双手交握，掌心朝天，抬头，尽量往高处拉，拉伸脊椎和颈椎。

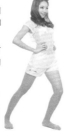

双手叉腰，弓步向前站立，后腿的脚掌尽量不要离地，慢慢下压，拉伸后腿从小腿到大腿的肌肉。

3

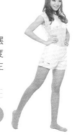

后腿脚跟离地，双手向两侧摆动，尽量大幅度地向后转身，左右各做15次。

4

5

5 水中减肥小诀窍

在水中把手臂打开

不要抱着游泳圈不放，试用在池壁上把手伸直扶着池壁打水，或者用浮板或用手臂充气袋，这些工具可以帮助你把手臂打开，在水中一些滑伸的动作都能锻炼到胸大肌。

水深有助丰胸

水深在1~1.4米时才能对人体形成有效的压力，对全身包括胸部才会起作用。如果你要玩水，尽量别待在浅水区里，到水深一点的地方进行一些手臂的滑伸动作，即使游不动，也能有丰胸的作用。

穿合体的泳衣

穿合体的泳衣，让动作能完全舒展开最好。穿连身式泳衣的MM要注意，泳衣不能过小、过短，避免有压胸的现象。

自由泳和仰泳丰胸效果最好

游泳能丰胸，但是自由泳和仰泳的丰胸效果最好。如果你是"旱鸭子"也没有关系，学会手臂的划水动作，在浅水区一样可以实践。

选择好的丰胸时机下水

丰胸除了讲究合理的锻炼方法之外，选择好的丰胸时机也是很重要的。从月经开始日算起，第11、12、13日，以及第18~24日正是激发胸部脂肪囤积增厚的最佳时机，这些日子不妨多安排一些游泳玩水的活动吧。

6 游泳前做这些事一定会变胖！

选错了垫饥食物

汉堡？薯条？夹心饼干？这些食物很方便就能买到，但是并不利于减肥。游泳前的最佳垫饥食物一定要符合以下三点：热量低、不产气、不撑胃。例如，几片牛肉干、坚果饼干、无糖果脯、葡萄干都是不错的选择。

刚吃完饭就下水

刚吃完东西的胃部蠕动很缓慢，大量的血液进入胃部消化食物，这时候锻炼反而是无力的，容易累，锻炼效果也打了折。

在体温太低或者水温太低的时候下水

生病的时候、生理期前后两天和夜间、晨间水凉的时候都不能下水，因为人的体温很低时，被冰冷的池水浸透，非但不能刺激身体散热，还会催发身体长出保暖脂肪，以防止内脏和血管受到冷冻的伤害。所以，游泳一定要在暖和的天气和身体状况良好的时候进行。

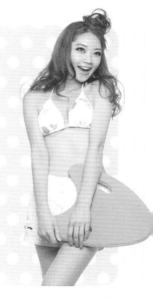

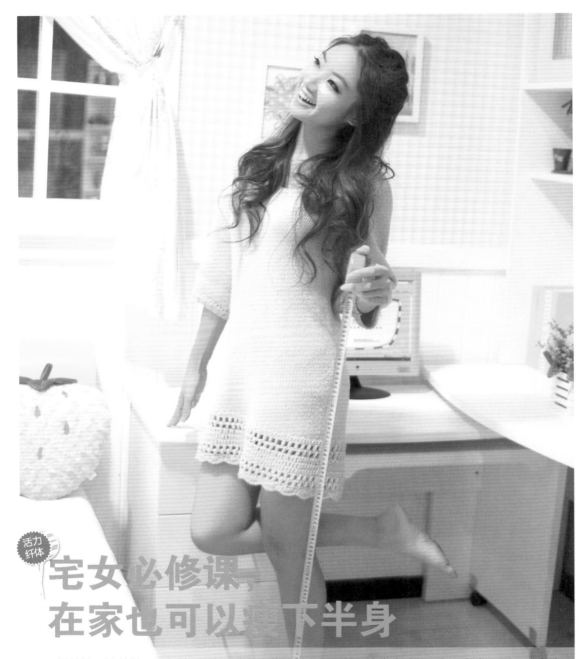

宅女必修课，
在家也可以瘦下半身

铅笔裤、流苏鞋、双色袜……大部分的潮物居然全都仰仗下半身来演绎，如果苗条不再，一定让人灰心丧气！随着现代人生活节奏的加快，已经很难腾出一段时间向臃肿的下半身宣战，现在不妨把瘦身这件事和每日要做的事情结合，随时瘦腿！

减轻腿部水肿、预防肌肉僵化的踢腿练习

　　踢腿练习能有效地去除腿部赘肉，堪称"全球十大最性感模特"之一的海蒂·克鲁姆（Heidi Klum），身材如此火辣的秘诀就是侧踢腿塑身！踢腿练习既可以放松肌肉和韧带，又可避免双腿长出肌肉块，且运动强度不大。

　　想要瘦腿，必定要做一些局部运动，加快瘦腿的进程，这时可以尝试从简单的踢腿开始，慢慢地培养每天运动的习惯。

我们要求你：踢腿时一定要同时收紧小腹。

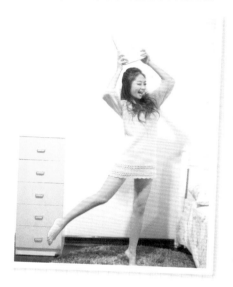

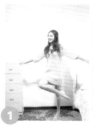

收腿

找一个容易搭手的柜子当平衡点，先将一腿屈膝，将肌肉拉紧，脚后跟移动到另一条腿的膝盖附近。

①

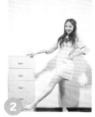

前踢

将一脚向前踢去，脚尖绷直，感觉大腿根部的肌肉被舒适地拉伸，这组动作可左右脚交替做5分钟。

②

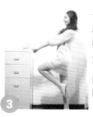

抬膝

一大腿向上抬，膝盖自然弯曲，脚尖与地面垂直，这个动作可锻炼被拉伸的大腿前后侧的肌肉。

③

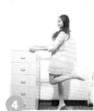

后跷

适当放松一脚尖后，顺势向臀部后侧踢腿，松弛大腿的肌肉。这组动作可左右脚交替做5分钟。

④

小动作的好处也许你还不知道

在房间有几分钟的活动时间该怎么打发？不如试试奏效的小动作吧！

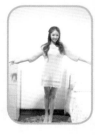

踮脚

用手触碰一下踮脚时大腿外侧的肌肉，居然是紧绷的！没错，在每一个可能的时候踮脚，这样真的会让你的大腿更细一些。

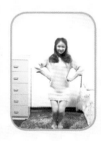

半蹲

知道打气泵是如何给气球打气的么？它是通过压缩褶皱的气囊把空气注入到气球里！现在半蹲也有类似的功效，半蹲10秒再起立，一个普通的小动作能帮助下肢的血液回流心脏，这对松弛久坐麻痹的下半身非常有效。

[小知识]
踮脚时，腿部肌肉一张一弛。当肌肉舒张时，来自心脏的动脉血液会增加向肌肉的灌注量；当肌肉收缩时，会挤压血管加快静脉血液运回心脏，从而促进血液循环。据测定，踮起脚跟时，双侧小腿后部肌肉在收缩时挤压出的血液量，大致相当于心脏每搏排血量，故脚被誉为"人体的第二心脏"。

凳子上进行的坐姿舒展练习

PART 2

放松"正襟危坐"的下半身的舒展练习

长时间坐着，导致血液循环减慢，盆腔静脉回流严重受阻！也许你会问：盆腔"交通混乱"，这对下半身肥胖有何影响？实际上盆腔中的淤血过多不仅会引起盆腔炎，而且会导致腿部水肿、腿酸脚冷，严重的话甚至出现腿部皮肤变色的情况。

我们要求你：需要久坐时尽量不要穿高跟鞋。

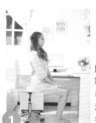

脚掌着地

1 脱掉你穿的高跟鞋，让脚心完全着地，放松脚掌和脚踝的肌肉、韧带。

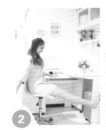

脚尖上勾

2 抬腿，脚尖往上勾，你感觉小腿后侧的肌肉被拉动了，放松后即刻感到舒畅。

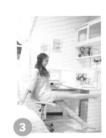

旱地打水

模拟在水中双脚打水的样子，尽量用大腿根部的力量去带动双脚打水动作。长时间的练习会使肌肉变得柔软而富于弹性。

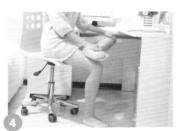

抬脚

4 将一脚搭在另一条腿的大腿上，用手帮助下压，两条腿的膝盖都应该保持90°，这时慢慢将腰脊挺直，你马上会感到一股来自盆腔部和腰椎部的舒畅感，该动作保持15秒后放松。

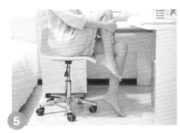

压腿

两条腿轮流这样做：屈膝，借助双手的帮助使大腿尽量往上身靠压，这时不是肌肉在用力，我们要借助手来帮助腿部肌肉进行放松。

下半身的困扰有可能被它们轻易解决！

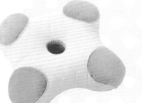

日本第四代 瘦身美臀美体坐垫
内低外高的"凹"字形坐垫可以支撑臀部两侧的赘肉，使人在坐的时候自觉保持腰椎挺直。

臀部支撑舒适型坐垫
波浪形的软垫完全贴合人处于坐姿时臀部和大腿的形状，每天使用它能防止臀部外扩。

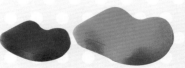

可摇动腰腹减脂坐垫
花生状的坐垫有一个支点，坐在这上面可左右摆动，在坐着累的时候扭动一下腰部，在椅子上就能健腰。

转角型纠正坐姿坐垫
适合靠背椅的坐垫能制造出最舒适的一个生理转角：大腿骨与腰椎的交角，能防止因坐姿不好造成的身材走型。

臀部支撑型迷你坐垫
马鞍型的迷你坐垫同样是内低外高型的，能使臀部赘肉向上拔，防止赘肉都被坐在下面。

站姿对下半身美观度的影响

正确的站姿能端正我们的骨盆。骨盆类似一个碗，四平八稳了，里面的脏器才能充分发挥作用，双腿骨骼才不会在走路中变形。如站姿有偏差，就会出现行走时骨骼运动的偏差，长期下来肌肉运动的不均衡就会出现各种各样的腿型、腿长赘肉的问题了。

我们要求你：饭后最好也能靠墙站一会儿。

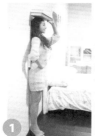

靠墙

后脑勺、肩膀、臀部、小腿肚、脚后跟贴着墙，并收紧腹部，这样做可美化身体的线条，使整体姿态更挺拔。但要记得循序渐进，刚开始站两分钟，慢慢可以延长到半小时。

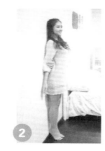

背手

当身体适应靠墙站不再酸痛时，可以慢慢将手背到腰后侧，手肘贴墙往后压，慢慢拉伸我们上手臂的肌肉，美化手臂线条。

专注锻炼背部线条的扶墙后踢腿练习

我们要求你：踢腿时利用身体的势能，狠狠甩。

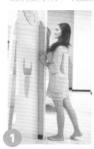

扶墙

吸气，感觉身体最挺拔的时候正面对墙站立，双腿一前一后自然打开，提臀，感觉臀部有种向上的牵引力。

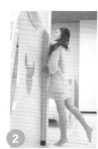

后踢

顺势向后侧踢腿，利用大腿的摆幅收紧后腰和腿后侧的肌肉。把腿想象成一根松紧绳，后踢一下就能拉动一整组的肌肉收缩。

深蹲对下半身美观度的影响

深蹲对体型的好处非常明显，大多数健美爱好者认为深蹲是美化全身线条的最佳练习之一。新的研究证实，深蹲燃烧的脂肪其实是普通蹲姿的三倍，因此深蹲是减少脂肪最好的运动。

我们要求你：每天做一组次数不少于20次的深蹲练习。

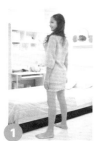

打开双脚

连续做三个垂直上跳的动作，然后向下望。此时两脚的距离就是你以后每次下蹲时双脚间的大概距离和位置。

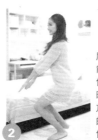

下蹲

屈膝下蹲，尽可能蹲低一些，当你蹲到最低点时，保持双脚平放在地板上，你的臀部可以低于你的膝盖位置。

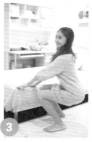

保持

尽量放松，保持这样的姿势3~5秒，这个时候你会感觉上身在两腿间下坠，而不是弯腰。如果觉得深蹲有困难，前期可以扶着身边的东西保持平衡。

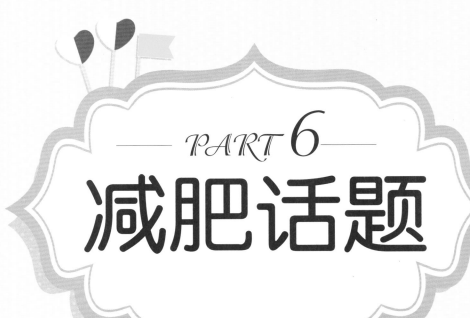

PART 6
减肥话题

减肥是女生永恒的话题。

当你面对各种减肥传闻时，千万不要迷失了自我，

因为外来减肥法未必适合国人体质。

减肥药的秘密你掌握了多少？

想要减肥成功，首先要拒绝错误的减肥法和摒弃荒谬的理论！

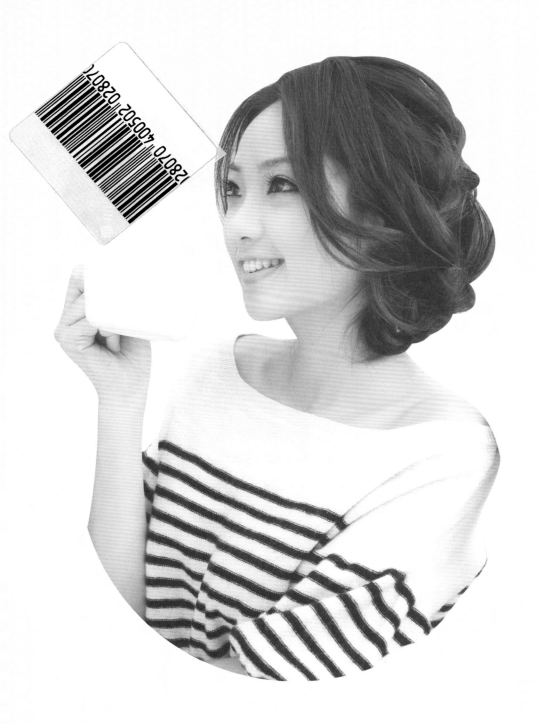

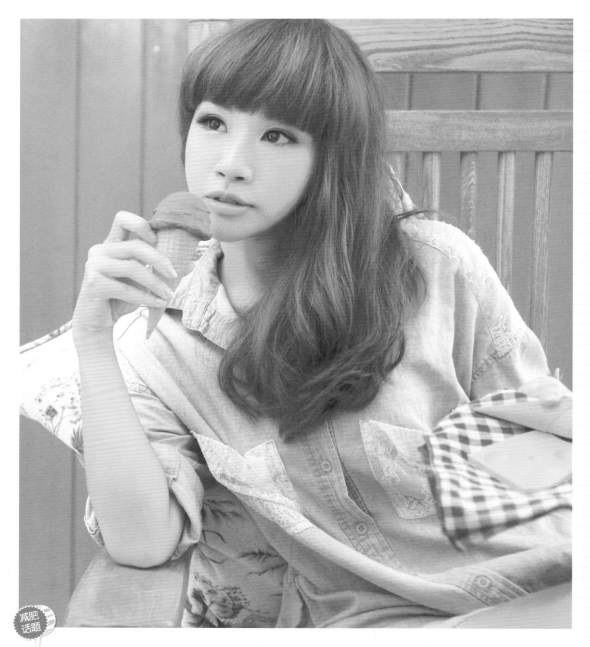

保持身材这事儿，还能多轻松？

　　美体内服产品可谓五花八门，功能也日益繁多：从排出系、整肌系到深眠系……每个角儿在减肥面前都在比拼谁最省力。在这股轻松减肥的潮流之下，瘦下来的美人们于是得了便宜卖乖：保持身材这事儿，还能多轻松？

肠道保洁员的工作不是个轻巧活，目前而言，容易获得并且花费不高的"肠道保洁员"是摄食水溶性纤维和非水溶性纤维。

水溶性纤维包括树脂、果胶和一些半纤维，水果或者一些减肥冲饮一般都含有大量的水溶性纤维。而非水溶性纤维包括纤维素、木质素，这些成分在肠道中的表现都比水溶性纤维要"坚韧"一些。

如何给体内做环保

1.偶尔给胃"找麻烦"

非水溶性纤维哪里找？小到苹果皮，大至各种高纤维谷类，这些外壳略为坚韧的物质在胃液中并不能被完全消化，而是携带肠道废物穿肠而过，既不形成让肠胃饱胀的气体，也不会囤积脂肪。不少减肥的人有吃消食片的习惯，如果偶尔给胃"找找麻烦"，肠道健康不难。

2.挑选减肥辅食时有了新标准

选一些减肥冲调食品时，我们往往看到含水溶性纤维就心安了，实际上选择含有非水溶性纤维的食品对你更有帮助。食物加入了非水溶性纤维后，口感随即变得比较粗，因此更易减肥。

3.身体的环保日是几月几号？

生理期开始第1天往后数的第8天是身体最佳环保日，清淡、高纤饮食建议从这一天开始，为期1周的时间。

排出系！体内环保产品连环荐

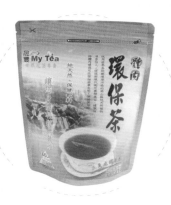

MY TEA 体内环保茶

含明日叶、洛神花，喝后能解油腻、排出宿便，但禁止空腹服用。

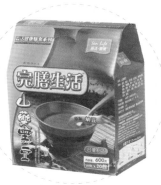

森活健康完膳生活
山药黑豆滋养茶

黑豆具有养阴补气、清肠轻体的作用，另添加的纳豆成分可排便减肥，调整肠胃功能。

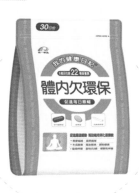

我的健康日记体内欠环保配方

含综合纤维，搭配酵素，适合纤维摄食量不足、肠道不畅、常受便秘困扰的现代人群。

最近，印度香已成为芳香疗法的一支劲旅。在日本，印度香大肆流行，渐渐有取代精油的趋势。印度产香大牌如HEM、RAJ、RIPPLE、DARSHAN纷纷推出减肥香型，让需要减肥的人烦恼燃尽。

印度香主要有三种形态

香棒（Incense sticks）竹签+香料；

香锥（Incense cones）纯香料锥型；

多香棒（Dhoop stick）纯香料圆柱型。

这些或长或圆的印度香形态对减肥效果影响是一样的，不同之处仅在于燃烧速度、香味挥发速度和香味浓度而已，可以根据自己的爱好挑选。减肥成功与否，还要看对香型的挑选。

杜松子 减肥指数：★★★★	常闻杜松子的香味能舒缓压力，对于身体的功效在改善水肿
绿茶 减肥指数：★★★★	清新心脾，防止感冒，对于减肥的功效在抑制食欲
肉桂 减肥指数：★★	闻肉桂的气味能通血脉，功效在促进体内血液循环
桑果 减肥指数：★★	桑果的味道能清热解毒，有助针对不良饮食导致的肥胖
金银花 减肥指数：★★★★	清热解毒、降脂减肥，常闻金银花能畅通食道，使肠胃舒畅

如何痛快焚香？

1.印度香也有生物钟

每天需按照固定时间点燃减肥香，形成规律后才会对人的身体产生影响。例如能消除身体水肿的杜松子，浓浓的木头味中带着辣味的清新，能激发一天的战斗力，并且能有效去除刚起床时的身体水肿。

2.焚香去脂走的是循序渐进的道路

建议每天先从一根开始，让身体适应有芬芳的环境。当然如果你的居室足够大，可以从三根开始，按照每种香型适合的时间燃烧。

整肌系！减肥印度香连环荐

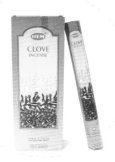

HEM印度香温肾丁香香熏

温胃补肾，免除因控制含热量食物的摄入导致的体虚无力、情绪低落，减肥者必备。

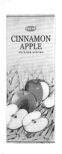

HEM印度香苹果肉桂香熏

肉桂能改善消化系统功能，苹果能舒缓压力，给处于减肥平台期的你带来活力。

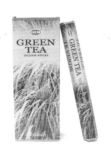

HEM印度香绿茶香熏

淡淡绿茶清香，有消除疲劳、减肥、抑制癌细胞等作用。

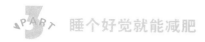
医学专家发现了睡眠与肥胖的微妙关系，深度睡眠时间变得越少，生长激素的分泌就会越少，而生长激素的主要作用便是促进骨骼及肌肉生长，同时加速体内脂肪燃烧，保持体形健美。因此，睡眠质量下降的直接后果就是肥胖。

带着三个建议入睡

1.体重管理专家建议我们像婴儿那样睡眠

"8+1"的睡眠时间是对保持体型最好的模式，即晚上睡足8小时，午间睡足1小时。午睡的时间不要太长，以保证适度的疲劳，这样可以让你在晚上入睡时迅速进入深度睡眠。

2.减肥的人不要吃安眠药

根据一项调查显示，我国服用安眠药的人年龄越来越提前了！常用安眠药不仅会引起人体的抗药性，另外会使人的中枢神经受到抑制、外侧肌肉松弛无力，对于那些想要通过积极运动改变体型的人来说，安眠药只会"倒打一耙"。

3.选择适合自己的安睡产品

选择安睡产品时，无论是茶包还是锭剂、冲剂，最好选择草本成分，少一些化学镇静成分，睡前1小时用温水喝下。由于安睡产品比一些治疗睡眠问题的药物药性偏小，所以不易养成依赖。

深眠系！减肥安睡产品连环荐

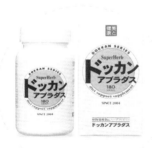

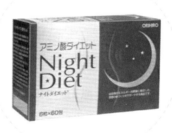

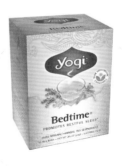

DOKKAN Abura Das夜间睡眠减肥锭

含有39种植物发酵物，配合多种减肥因子，能帮你在睡眠时快速燃烧脂肪。

ORIHIRO氨基酸睡眠瘦身颗粒

含有各种微分子氨基酸，睡前服用，用于睡眠中燃烧脂肪，健康瘦身。

Yogi Tea有机安睡茶

含有多种促进睡眠的草本成分，缬草可镇定高度疲劳的神经，西番莲可减少焦虑、促进睡眠。

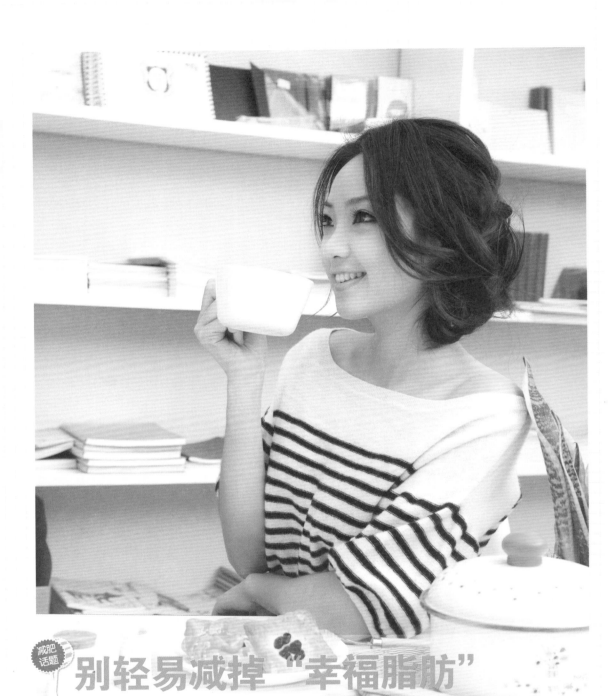

别轻易减掉"幸福脂肪"

增脂？对，这不是开玩笑！我们要教你在减肥的大前提下，保住"幸福脂肪"！

所谓"幸福脂肪"，指的是在身体各处起到美观、生理保健作用的脂肪，例如颊部脂肪、臀脂肪、小腹脂肪等。在一般人的减肥计划里，这些"幸福脂肪"通常会无辜地受到牵连被减掉。要在减肥中变美，一定要避免"幸福脂肪"在这场减肥战役中流失。

有这样一种现象：拼命减肥，四肢上的赘肉浑然不动，却见脸部越发削瘦了。因为脸太瘦，面颊凹陷，使你与同龄人相比看起来显老、憔悴，因此大多数人并不希望减肥时把本来丰腴的脸部也减掉。

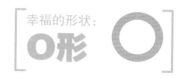

[幸福的形状： **O形** ○]

怎样才能在瘦身时不瘦脸？

1. 要瘦脸，先做这一道判断题

多做减肥功课，不要把下颌骨肥大、咬肌肥大等同于脸颊赘肉多。下颌骨肥大必须依靠手术，而咬肌肥大可以预防或借助肉毒杆菌治疗使之缩小，如果判断错误，很多人在减肥按摩甚至是饮食上会错误地把脸颊丰满的脂肪减去了，这样反而不美观。

2. 18岁，要学会质问自己的减肥方式

不少人在成年后选择丰颊手术，正是因为缺少颊部脂肪影响了面部的美感。颊部脂肪在婴幼儿时期比较发达，在成年过程中逐渐退化。如果你的年龄低于18岁，为了避免颊部脂肪退化太彻底，一定要注意自己的减肥方式，长期营养不良会导致过于消瘦。

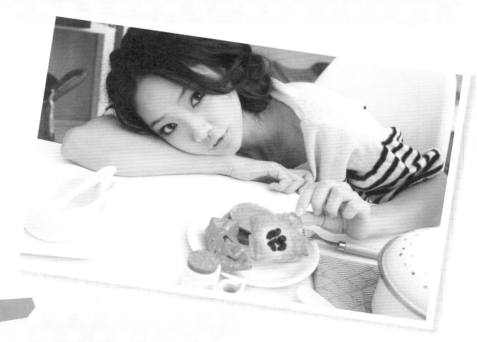

提防情绪性消瘦

一个聪明的女孩，应该在自己的减肥计划中加入处理情绪的技巧，否则仅是使用节食或运动的技巧是无法成功。也不要在情绪低落的时候减肥，在月经开始后第1～10天，这期间雌性激素分泌旺盛，是情绪低落、比较有压力的一段日子，容易出现情绪性消瘦，这时减肥要适可而止。

幸福脂肪：小腹脂肪

很遗憾地告诉你，完美的腹部并不是完全平坦的，一块小号的"Y"形腹肌，连同周围微微隆起的脂肪，是它性感的模样。不要以为练腹肌是男生的事，梅根·福克斯（Megan Fox）、米歇尔·罗德里格兹（Michelle Rodriguez）都以脂肪和肌肉比例刚刚好的小腹为美。

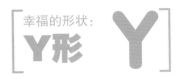

幸福的形状：

Y形　Y

腹部脂肪不能瘦的原因

女性的生殖器官如子宫等必须保温，小腹的脂肪能对子宫起到温暖、保护的作用，小腹没有一点脂肪的女生在冬天比较容易畏寒、痛经。

家中简易幸福脂肪养成术

1. 每个人都能轻易做到的坐姿抬腿

一把椅子、几本杂志就能养出好看的腹部。坐在椅子上，膝关节微屈，两脚夹住一本杂志，身体稍向后倾斜。含胸收腹，两膝向胸部靠拢，将杂志抬起。用力时呼气，还原时吸气。每天练习一次，很快就能使腹部略显圆润地突起。

2. 为了小腹绝不能放弃蛋白质

中国女生普遍缺少肌肉，这使得我们一控制不了饮食或者缺少运动，小腹就会肥胖。如果你也属于这种情况，一定要注意绝对不能放弃对蛋白质的摄入。蛋类、黄豆以及干果都含蛋白质，无论你打算用如何严苛的节食方法对待自己，至少应该赦免蛋白质。足够的蛋白质会让你的小腹紧实，脂肪看起来饱满而不下垂。

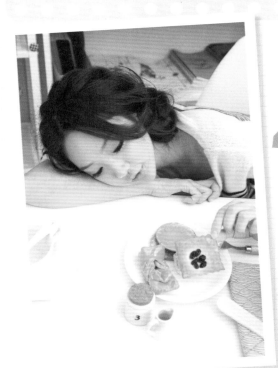

就算什么都不吃，也不能牺牲造血物质

瘦身食谱向来不近人情，当你排除掉大部分增肥却有营养的食物时，只靠高纤的食物是不能保障臀部、胸部、脸颊这些部位幸福脂肪的存在的。

无论你如何斩钉截铁地拒绝各种食物，含铁、叶酸、维生素B_{12}等造血物质是不能牺牲的，每天都必须吃能造血的食物。也不要光喝牛奶，牛奶的铁含量很低，且吸收率只有10%，应该多吃猪肝、蛤蜊、海带、黑木耳、牛肉和菠菜。

幸福脂肪：臀部脂肪

臀部脂肪多或许影响美观，但脂肪少一定不美！脂肪丰满度不够或缺乏臀峰的臀部无论是穿裙子或者牛仔裤都不好看，而中国人大多属于平板扁小的臀型，不如欧美女生有充足的资本应付减肥中的损耗。挺翘、圆润、结实是美臀的三大条件，这一切都需要脂肪作为支撑。如何减肥不减臀脂，成了大多数人心中的问号。

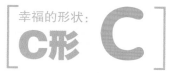

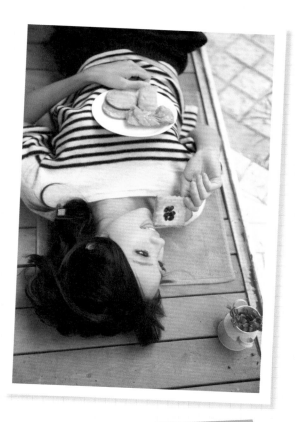

怎样做到减肥不减臀脂？

1. 不穿缩臀的束裤

许多女生有穿束裤的习惯，包括在冬天穿着的有保暖效果的塑身裤。要格外注意选择它们的面料，不要对臀脂过度挤压，以包住整个臀部，使臀部不下垂即可，千万不要选择尺寸较小的束裤，以免臀部脂肪被推挤出不雅观的形状。

2. 美丽的臀部脂肪要"往上走"

臀部脂肪是以肌肉为纽带的，锻炼臀部肌肉是为了加强它的承托力，臀脂的水平高度提升了，臀部自然圆润，臀沟才清晰。要使脂肪"往上走"，一定要坚持爬楼梯，简单的提臀动作也有效。

身体太单薄？！少做有氧运动，多做重量训练

大量的有氧运动掉肉的速度很快，但是复胖也相当迅速。有肌肉的女生是不容易肥胖的，如果你的身体比较单薄，在胸部等重要的部位都没有太多的脂肪，这时应该少做消耗脂肪的有氧运动，多做塑造肌肉的重量训练。

适当练些肌肉，会让你的脂肪看起来更紧实、更美。针对你要瘦的地方进行肌肉练习，如瘦腰就练腰肌、瘦腿就练腿肌，一般都能达到瘦身效果，并且不会减到干瘦枯槁的程度。借助适合女生重量的哑铃、杠铃与其他训练器材，配合大肌肉群的完全收缩与放松，可以达到锻炼肌肉的效果。

你的身材，闺密说了算！

　　肥胖，并不是单纯的咎由自取，事实上，有一种有趣的"近胖者易胖"的现象在我们身边大量存在着。《新英格兰医学期刊》上的一项研究指出，肥胖也会传染，你最好的朋友、同住的舍友——不管她身材如何，对你体重的影响要远大于你的家人对你的影响。

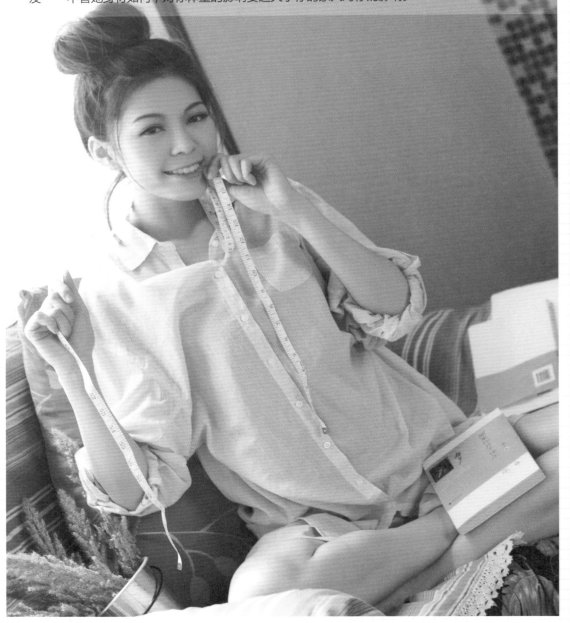

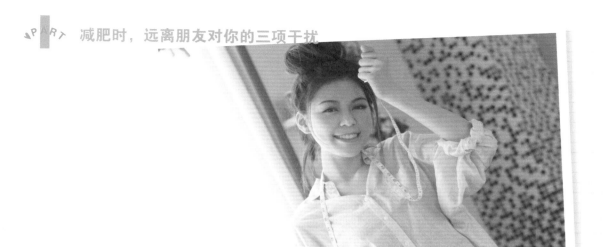

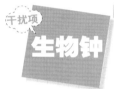

干扰项

生物钟

一句话"生物钟"：生物钟是身体内部的时钟，通过控制能量、机能反应、情绪来调节器官的活动以及人体休息周期。这个摸不着的时钟不仅是指挥你作息的暮鼓晨钟，也直接影响着减肥。

远离朋友对生物钟的干扰

1.失眠会导致肥胖，对有睡眠障碍的舍友要"敬而远之"，尤其是从声源上杜绝她对你的影响。

2.平均每天睡眠少于5小时的女性发胖的概率是每天至少睡7小时的女性的3倍。考虑到宿舍时代作息的时间几乎一致，恐怕你要给自己定一个必须上床睡觉的时间。

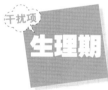

干扰项

生理期

一句话"生理期"：比较亲密、住在一起的舍友、闺密生理期常常"撞期"。和多人混居时，生理期紊乱的现象也会经常出现，如果你正巧需要减肥，那么首要任务应该是让自己的生理期更准时一些。

远离朋友对生理期的干扰

1.好朋友间的生理期互相影响主要是荷尔蒙从中作祟，体味越重的人荷尔蒙对他人的影响就越强烈。保持居住环境清新，衣服不要混放，减少生理期交叉影响。

2.提醒自己并告诉朋友，生理期之前的食量会多出20%~25%，这是因为排卵期到生理期之内的高温期，情绪会变得焦躁不稳定，因此才需要摄取糖分的食品。从月经周期的14~20天开始，你们都要特别注意控制饮食。

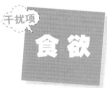

干扰项

食 欲

一句话"食欲"：有这么一个公式——脂肪总和=食物脂肪+餐桌氛围，可见"氛围"的重要。吃下了过多的食物，感觉自己口味的改变，有可能是亲朋好友的潜移默化让你走近了致胖危机。

远离朋友对食欲的干扰

1.英国的一项研究发现，人类对肉类和鱼类的口味喜好来自遗传，而对蔬菜和甜点的口味喜好则更多的是靠后天培养。多和口味清淡的朋友一起用餐，他们是能帮自己成功减肥的"监督员"。

2.减肥的人应尽量避免单独进食，而应和家人或朋友一起吃。他们可以控制你的饮食，既不会让你空着肚子，也不会让你敞开肚皮吃。

PART 2　为减肥，和这样的人做朋友

A　刚减肥成功的人
因为她：拥有成功减肥的经验

寻找对你有积极影响的同事、同学，如最近刚减肥成功的人，你可以从他们那里学到对你有用的东西。在减肥这个行当里，欢迎模仿！

B　把减肥当社交的人
因为她：能把减肥更好地融入生活

减肥，对一个人而言如果是一个想自杀的话题，那么她永远不可能会成功。总有一些人尤其喜欢参加瑜珈课、拉丁舞社团……她们能把减肥更好地融入生活，并且交际圈因减肥而越拓越宽。坚持枯燥的运动和节食，对别人而言最难，在她们看来却易如反掌。

C　减肥有目标的人
因为她：明确的目标便于执行

可以大胆地说，大部分减肥的人都是堂吉诃德，都在践行一个不确立的目标。减肥得法的人应该有一个自己期待的目标体重，每天睡前和睡醒各测量一次体重。和这样的人一起减肥，你会发现自己会在收获的喜悦中直达纤瘦。

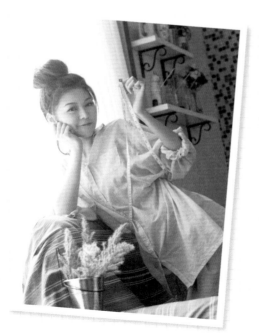

D　最好别是家人和男友
因为他们：常常是减肥的最大障碍

英国瘦身专家依伍·马伦在她出版的《减肥》一书中说：减肥时，爱人和家人常常跟你"唱反调"！没错，大部分男人会阻挠女友减肥，认为最讨厌就是你坐在边上看他吃，很影响兴致；而家人因为疼惜心理，绝不会主动配合，反而因为你减肥而做些高热量的菜给你吃。

你的身材，闺密说了算？

"我胖吗？" "减到这个程度是否看起来好了一些？" 别希望好友和家人会给你诚实的答案。如果你需要一个减肥伴侣，它应该是绝不撒谎的小仪器。别担心操作它们会很难，美国和日本的高中生都在用这些。

▼ JOEREX 祖迪斯
电子计数卡路里跳绳
能显示时间、次数热量及脂肪的消耗数，适合喜欢跳绳的减肥者。

▼ OMRON欧姆龙身体脂肪测量仪
用双手双脚四点连接的方式，测量体脂肪率、BMI值、基础代谢和内脏脂肪指数，得出四大你最需要的减肥参考值。

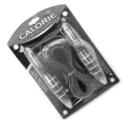

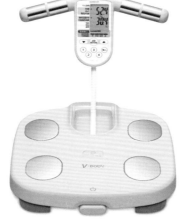

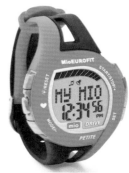

▲ MIO迈欧心率手表
具有14000焦耳倒数记录功能以及心率测量功能，佩戴即可，绝不让你多做无用功。

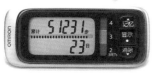

▲ OMRON欧姆龙302型电子计步器
步行被公认为是增加热量消耗最方便的手段，这个计步器能提醒你"本周剩余运动量"，以倒计数的方式引领减肥者达到一周的有效活动量。

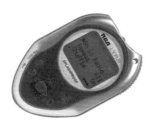

◄ Smart Home 热量计算器
能将你一天所进行的所有运作所产生的热量消耗量给记录下来，帮助你更准确地实现体重目标。

▲ RCA RD2215运动MP3
一边运动一边听歌，还附带热量消耗计算和心率测试的功能。要知道，达到有效心率才能甩到膘。

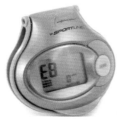

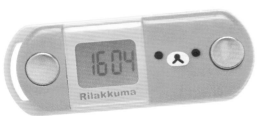

▲ Rilakkuma小熊电子脂肪测量仪
使用手指测量，测量包括皮下脂肪、内脏脂肪和全身脂肪，在早上起床的几个小时内读值最准。

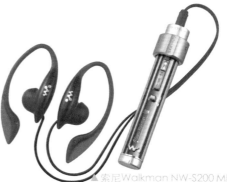

▲ 索尼Walkman NW-S200 MP3
能够按照运动时间、距离或要燃烧的热量来设定目标，当达到目标时，播放器即可自动停止音乐播放。

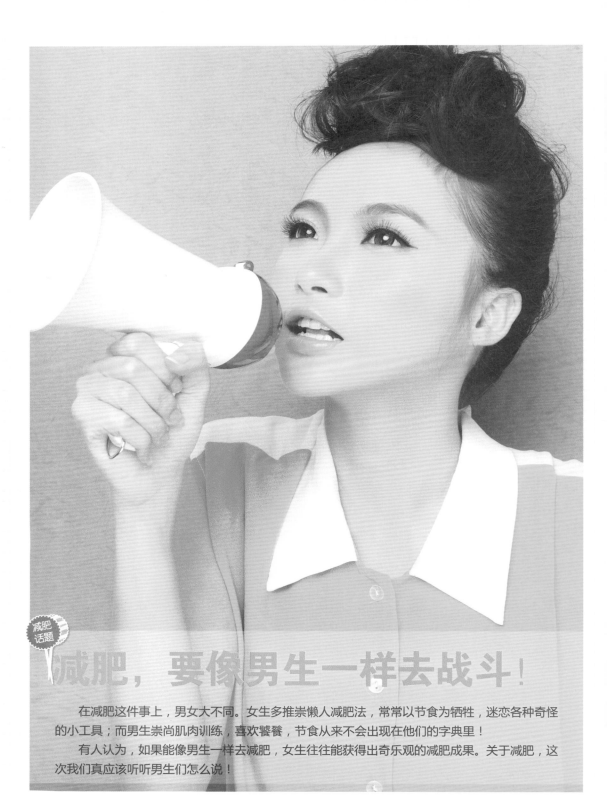

减肥
话题

减肥，要像男生一样去战斗！

在减肥这件事上，男女大不同。女生多推崇懒人减肥法，常常以节食为牺牲，迷恋各种奇怪的小工具；而男生崇尚肌肉训练，喜欢饕餮，节食从来不会出现在他们的字典里！

有人认为，如果能像男生一样去减肥，女生往往能获得出奇乐观的减肥成果。关于减肥，这次我们真应该听听男生们怎么说！

抛弃女生思维模式，加入一些男生的想法，得到更新的减肥观念会让你瘦得更显著、更成功。

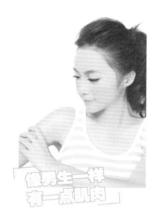

像男生一样
有一点肌肉

都知道减肥就要增加基础代谢，而我们身上能进行基础代谢的部位，最多的却是肌肉，占38%！有点肌肉的人血糖稳定，不易出现低血糖和饥饿感，所以不要谈"肌"色变，像男生一样长一点肌肉才能帮你减肥！

这样做：每周三次，每次半小时，主要借助矿泉水瓶或沙瓶等一些自制重物，做一些蹲下站立、举起等动作，使手臂、腰背部等肌肉群收缩与放松，达到增肌目的。

大汗淋漓的运动后来一杯可乐，再打个嗝儿，男生特别喜欢这种痛快的感觉！可是女生早就把含糖饮料标明为减肥死敌，誓死不碰碳酸饮料。实际上不能一概推翻碳酸饮料，例如无糖碳酸水，它不仅能让你打出心满意足的嗝儿，对减肥还有不小的功劳。

这样做：运动过后喝一小杯碳酸水，它的主要作用正是适时补充水分，并增加体内饱足感以抑制食欲，进而达到辅助减肥的功效。早餐喝碳酸水加一点西式面点，比喝牛奶更助减肥。

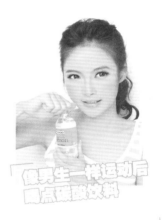

像男生一样运动后
喝点碳酸饮料

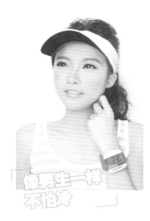

像男生一样
不怕冷

寒冬腊月里，男生们还穿着裤衩到室外跑步。女生体质天生怕冷，但也因为女生皮肤里的"传感器"比男生身上的灵敏，所以会更快地把"冷"的信息传递到大脑。大脑接受到信息之后，会立即下令新陈代谢系统加速工作，间接使减肥事半功倍。大胆接受冷的考验，比待在暖气房里更益减肥。

这样做：那些对寒冷耐受力低的人，多半是因为血液中铁元素含量不足，冬天应多吃动物肝脏、瘦肉、鸡蛋黄等补铁。到户外锻炼时应从最简单的慢跑开始，肢体活动范围不求大，只求感受"冷"的考验，戴上帽子保护脑袋不受凉即可。

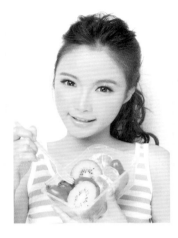

女生：只吃素食就能瘦！

男生：不吃肉或主食，减肥难上加难！

男生有话说

只要食物摄入的总热量＜人体消耗的热量，就可以减肥瘦身，并不一定要吃素；相反，素食、肉类一样都有热量，如果热量过剩，无论是素食还是肉类都会让人发胖。不吃肉或主食，人体没有充足动力，反而不利于消耗体内多余脂肪，并且长此以往，人体新陈代谢下降，减肥更加难上加难。

女生：同时用很多种小道具来减肥！

男生：小道具也需要慎选，适合自己的才用！

男生有话说

女生挑选减肥小道具只在乎外形是否可爱漂亮，但男生只有一个条件：实用！每种减肥小道具的减肥原理是不一样的，例如滚轮式的道具适合僵硬的肌肉、拍打式的道具绝对不能用在软组织上、工具尽量配合运动……使用小道具是为了充分有效地利用一些零碎的闲暇时间，以及方便按摩到一些人手无法轻松触碰到的地方。男生也用小道具，但比女生专一，并且极少半途而废。

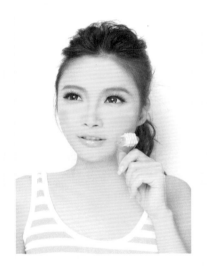

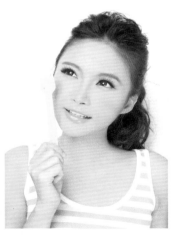

女生：多练20分钟，把刚才多吃的甜点消耗掉。

男生：贪吃没有补救措施！

男生有话说

不能把减肥当一道算术题来计算，要知道今天是减肥还是增肥，必须依靠每日摄食总量来计算。如果你今天吃了足够的蔬菜和粗粮，晚餐也有瘦肉、鱼和蛋，那么多吃一点甜点也算不了什么。

女生：绷带和保鲜膜，捆绑减肥最见效！

男生：喝口水就没用了！

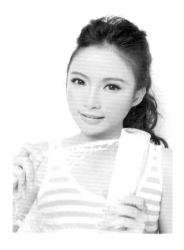

男生有话说

当脸、手臂或者腹部被包起来以后，闷热的裹绑会促使皮肤发热、排汗。所以很多人尝试后对着镜子一照，都会感觉"好像变瘦了"。其实，皮下的脂肪细胞里，本来就含有70%的水分，水分排出后体积变小，自然会感觉瘦了一点儿。可一喝水，刚才"瘪"下去的细胞立马又反弹了，于是你很快就会恢复原样。捆绑减肥不会让你的减肥效果多么突出，但紧致皮肤的效果还是有的。

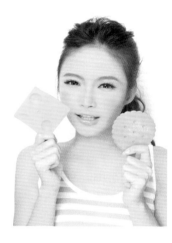

女生：禁吃一切富含淀粉的食物！

男生：淀粉类食物有益健康。

男生有话说

很多女生一听到土豆，就会马上与导致肥胖联系到一起，实际上导致肥胖的原因不在于"薯"而在于"油"。薯类本身属于低热食物，淀粉含量还是比较少的，只要不加入太多的油分，薯类食品是最健康的食物。

食物热量表（单位为每100克）

即食燕麦片	1556焦耳	全麦面包	948焦耳
核桃	2508焦耳	板栗	740焦耳
五花肉	2272焦耳	瘦猪肉	572焦耳
鳗鱼	1056焦耳	虾子	192焦耳
紫菜	828焦耳	金针菇	84焦耳
荔枝干	1268焦耳	木瓜	108焦耳
红茶	1176焦耳	杏仁露	184焦耳
奶酪	1312焦耳	脱脂牛奶	128焦耳
阿胶枣	1336焦耳	果冻	248焦耳

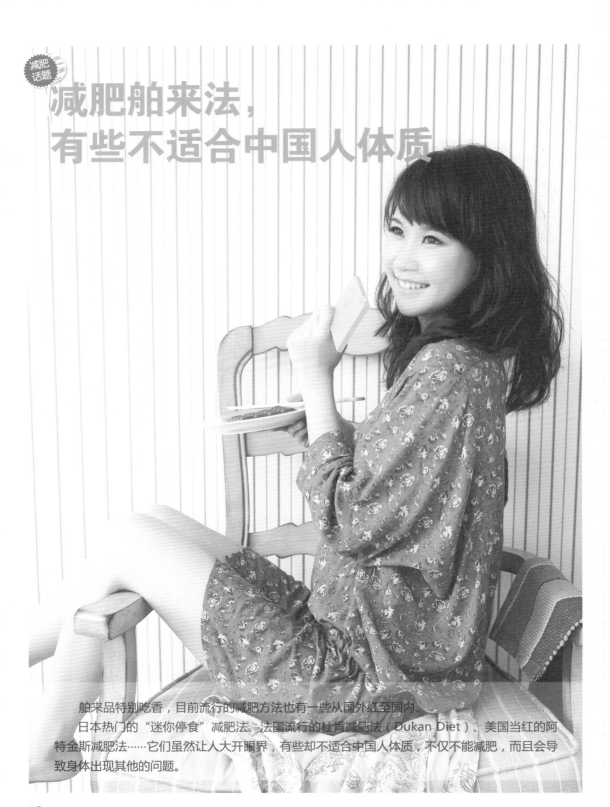

减肥舶来法，
有些不适合中国人体质

舶来品特别吃香，目前流行的减肥方法也有一些从国外红至国内。

日本热门的"迷你停食"减肥法、法国流行的杜肯减肥法（Dukan Diet）、美国当红的阿特金斯减肥法……它们虽然让人大开眼界，有些却不适合中国人体质，不仅不能减肥，而且会导致身体出现其他的问题。

入境资料
迷你停食

指的是在一周七日内短暂停止部分食物的摄取。这种"迷你停食"有点类似我国道医古法的辟谷停食中的"近半辟"疗法，但时间相对较短，一个最短的减肥疗程可以仅仅只有一星期。

饮食规则	每周有2~3天不吃正餐，只吃流质的食物，如豆浆、果冻和果汁等。
运动规则	可以不运动，并鼓励减少运动进而减少消耗。
失败指数	★★★☆☆

"迷你停食"和我们的"近半辟"非常相似

"迷你停食"和辟谷的"近半辟"疗法非常相似，辟谷停食有"全辟"、"近全辟"、"半辟"、"近半辟"四种类型，难度是由难渐易的，尤其是"近半辟"比较适合体质虚弱和对饥饿经受力比较差的人。

"迷你停食"和"近半辟"都鼓励大家停止对熟食和主食的摄取，"迷你停食"以流质食物疏通肠道，"近半辟"则允许吃稀饭、面食和蔬菜。于是问题来了，2~3天的纯流质食物是否真能帮助肠道清空？从饮食结构上，现代人都有一个叫"肠排空延缓"的现象，有严重者，肠道内的已分解食物距离进食甚至会隔出十几个小时的时间，日本的"迷你停食"时间太短，会引起肚饿，并不足以强制排毒，这是导致这个方法无效的原因。

他山之石如何借用：
流食减肥的观念非常值得借鉴，
但食物处理成流质后它的热量总量是不变的，
需要换成高纤维、高蛋白的流食才能使减肥获得成功。

2 法国流行的杜肯减肥法（Dukan Diet）

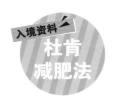

入境资料
杜肯 减肥法

又一个严苛的饮食减肥法，特点是单一饮食，以单日单一蛋白质和隔日单一蔬菜交替进行的饮食方式，饱肚即停，循环更替，一个月内减去6千克，可达快速减肥的功效。

饮食规则	将摄取蛋白质和蔬菜交替进行为方法，禁食饭、菜、水果、咖啡及酒等，减肥成功后可恢复正常饮食，可偶尔放纵。
运动规则	必须每天进行锻炼。
失败指数	★★★★★

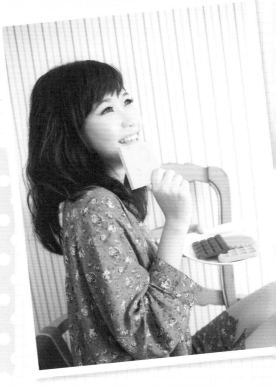

无论吃什么食物，只要单一都会瘦

杜肯减肥法强调单一食物的摄取，使食物单一化的做法的确能产生很快瘦下来的假象。原因是只吃一种食物，无论它是什么，营养不均衡都会导致肌肉补充体能，使脂肪开始自我燃烧，短时间看的确瘦得相当迅速。

国内甚至还出现了另一种错误的减肥法和杜肯减肥法很类似，即认为口味单一助减肥，提倡一天只吃一种滋味的食物。多种滋味混杂的确会让人多吃不少，但是减肥不能单靠唇齿的麻痹，也不能靠一味打压肠胃的兴致，无论如何食用单一食品都是对健康不利的。

他山之石如何借用：

减肥首先要保证各方面营养都摄取到，即使是吃了一些维生素补充药片，也千万别让饮食太单一。

入境资料

阿特金斯减肥法

源于美国畅销书作者阿特金斯的减肥观点，即是不吃任何碳水化合物食品，只食用蛋白质就能转变身体新陈代谢的方式，由以葡萄糖为燃料的燃糖代谢转变为以体内储存的脂肪为燃料的燃脂代谢。

饮食规则	不管吃多少肉类脂肪、蛋白质和食用油都是允许的，但绝对不要吃碳水化合物食品，对水果和杂粮等一些本来有益健康的碳水化合物也要限量。
运动规则	必须每天进行锻炼。
失败指数	★★★☆☆

中国人很难坚持低碳水化合物饮食

综观阿特金斯减肥法的条条限制，米饭、面食等中国人爱吃的主食被列为禁止对象，多肉高蛋白无主食的饮食结构有多少个中国人可以适应？一项研究表明，在人摄入的能量中，由蛋白质所提供的能量比例越高，由碳水化合物所提供的能量比例越低，其死于致命疾病的可能性越高。这样的疾病有可能是癌症或心血管疾病，意思就是，不吃主食等于寻求死亡。

相比中国，阿特金斯减肥法更适合美国人，一是因为它基于美国人高脂高精（美国人的主食是精白面粉制作的精粮面点）的饮食爱好，精粮作为主食的确已经失去了主食的意义，在阿特金斯减肥法中每天限食20克纯碳水化合物并无困难。而碳水化合物占中国人食物总热量摄入的2/3左右，饮食习惯上根深蒂固，许多尝试了阿特金斯减肥法的女生反应：低碳水化合物的饮食方式很难坚持。

他山之石如何借用：

食用高蛋白的减肥观点值得借鉴，但蛋白也有优劣之分，要减肥就要多吃"更优的蛋白质"。这类蛋白质指的是大豆蛋白、玉米胚乳、乳清蛋白等。

图书在版编目(CIP)数据

大明星最爱减肥魔法书 / 曹静编著. --成都：成都时代出版社，2012.10

ISBN 978-7-5464-0749-4

Ⅰ. ① 大… Ⅱ. ① 曹… Ⅲ. ① 女性—减肥—基本知识 Ⅳ. ① R161

中国版本图书馆 CIP 数据核字(2012)第 225976 号

大明星最爱减肥魔法书
DAMINGXING ZUIAI JIANFEI MOFASHU

曹静　编著

出 品 人	段后雷　罗　晓
责 任 编 辑	张慧敏
责 任 校 对	邢　飞
装 帧 设 计	◎中映良品（0755）26740502
责 任 印 制	干燕飞

出 版 发 行	成都时代出版社
电 话	（028）86621237（编辑部）
	（028）86615250（发行部）
网 址	www.chengdusd.com
印 刷	深圳市华信图文印务有限公司
规 格	787mm×1092mm　1/16
印 张	8
字 数	210千
版 次	2012年10月第1版
印 次	2012年10月第1次印刷
印 数	1-15000
书 号	ISBN 978-7-5464-0749-4
定 价	29.80元